AF366042

Avances en enfermedad de Behçet

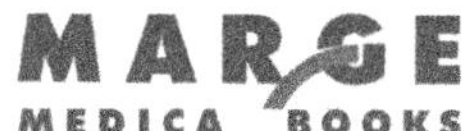

Avances en enfermedad de Behçet

Coordinadores:
Dr. Gerard Espinosa Garriga
Dra. Mónica Rodríguez-Carballeira

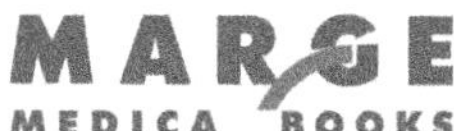

Colección: AVANCES EN ENFERMEDADES AUTOINMUNES SISTÉMICAS
Director: Dr. Ricard Cervera

AVANCES EN ENFERMEDAD DE BEHÇET
Coordinadores: Dr. Gerard Espinosa Garriga, Dra. Mónica Rodríguez-Carballeira
1.ª edición 2012

© de esta edición, incluido el diseño de la cubierta, ICG Marge, SL

Edita: Marge Médica Books - València, 558, ático 2.ª - 08026 Barcelona (España)
www.marge.es - Tel. +34-932 449 130 - Fax +34-932 310 865

Director editorial: Hèctor Soler
Gestión editorial: Ana Soto, Anna Palacios
Edición: Rosa Serra, David Soler
Colaboración técnica: Carmen Company
Compaginación: Mercedes Lara
Impresión: Novoprint (Sant Andreu de la Barca, Barcelona)

ISBN: 978-84-15340-19-5
Depósito Legal: B-6.692-2012

Índice

Autores

Alfredo Adán Civera
Instituto de Oftalmología
Hospital Clínic de Barcelona
Departamento de Oftalmología
Universidad de Barcelona
Barcelona

Jordi Antón López
Unidad de Reumatología Pediátrica
Hospital Sant Joan de Déu
Barcelona

Iván Cabezas Rodríguez
Unidad de Enfermedades
    Autoinmunes Sistémicas y Uveítis
Servicio de Medicina Interna
Hospital Universitario Central de Asturias
Oviedo

José Luis Callejas Rubio
Unidad de Enfermedades
    Autoinmunes Sistémicas
Hospital Universitario San Cecilio
Granada

Luis Caminal Montero
Unidad de Enfermedades
    Autoinmunes Sistémicas y Uveítis
Servicio de Medicina Interna
Hospital Universitario Central de Asturias
Oviedo

M.ª Jesús Castillo Palma
Unidad de Colagenosis
    e Hipertensión Pulmonar
Servicio de Medicina Interna
Hospital Universitario Virgen del Rocío
Sevilla

José Bernardino Díaz López
Unidad de Enfermedades
    Autoinmunes Sistémicas y Uveítis
Servicio de Medicina Interna
Hospital Universitario Central de Asturias
Oviedo

Gerard Espinosa Garriga
Servicio de Enfermedades Autoinmunes
Hospital Clínic de Barcelona
Barcelona

Olga Garcia Garcia
Servicio de Oftalmología
Hospital Universitari de Bellvitge
L'Hospitalet de Llobregat (Barcelona)

Francisco José García Hernández
Unidad de Colagenosis
    e Hipertensión Pulmonar
Servicio de Medicina Interna
Hospital Universitario Virgen del Rocío
Sevilla

M.ª Isabel González Fernández
Unidad de Reumatología Pediátrica
Hospital Sant Joan de Déu
Barcelona

Rocío González León
Unidad de Colagenosis
    e Hipertensión Pulmonar
Servicio de Medicina Interna
Hospital Universitario Virgen del Rocío
Sevilla

José Ramón Larrañaga Fernández
Servicio de Medicina Interna
Complejo Hospitalario
    Universitario Vigo (CHUVI)
Vigo (Pontevedra)

Agustín Martínez Berriotxoa
Sección de Enfermedades
    Autoinmunes Sistémicas
Servicio de Medicina Interna
Hospital Universitario Cruces
Barakaldo (Bizkaia)

Sergio Martínez-Yélamos
Servicio de Neurología
Hospital Universitari de Bellvitge
L'Hospitalet de Llobregat (Barcelona)

M.ª Ángeles Martínez-Zamora
Institut Clínic de Ginecologia,
    Obstetrícia i Neonatologia
Hospital Clínic de Barcelona
Barcelona

Marina Mesquida Febrer
Servicio de Oftalmología
Hospital Clínic de Barcelona
Barcelona

Celia Ocaña Medina
Unidad de Colagenosis
    e Hipertensión Pulmonar
Servicio de Medicina Interna
Hospital Universitario Virgen del Rocío
Sevilla

Norberto Ortego Centeno
Unidad de Enfermedades
    Autoinmunes Sistémicas
Hospital Universitario San Cecilio
Granada

Laura Pelegrín Colas
Servicio de Oftalmología
Hospital Clínic de Barcelona
Barcelona

Antoni Riera Mestre
Servicio de Medicina Interna
Hospital Universitari de Bellvitge
L'Hospitalet de Llobregat (Barcelona)

Ángel Robles Marhuenda
Servicio de Medicina Interna
Hospital Universitario La Paz
Madrid

Mónica Rodríguez-Carballeira
Servicio de Medicina Interna
Hospital Universitari Mútua de Terrassa
Terrassa (Barcelona)

Florinda Roldán Lora
Unidad de Diagnóstico por la Imagen
Hospital Universitario Virgen del Rocío
Sevilla

Gemma Sais Puigdemont
Servicio de Dermatología
Consorci Sanitari de Mataró
Mataró (Barcelona)

Julio Sánchez Román
Unidad de Colagenosis
    e Hipertensión Pulmonar
Servicio de Medicina Interna
Hospital Universitario Virgen del Rocío
Sevilla

Xavier Solanich Moreno
Servicio de Medicina Interna
Hospital Universitari de Bellvitge
L'Hospitalet de Llobregat (Barcelona)

Roser Solans Laqué
Unidad de Enfermedades
    Sistémicas Autoinmunes
Servicio de Medicina Interna
Hospital Universitari Vall d'Hebron
Barcelona

Luis Trapiella Martínez
Unidad de Enfermedades
    Autoinmunes Sistémicas y Uveítis
Servicio de Medicina Interna
Hospital Universitario Central de Asturias
Oviedo

Antonio Vidaller Palacín
Servicio de Medicina Interna
Hospital Universitari de Bellvitge
L'Hospitalet de Llobregat (Barcelona)

Prólogo

La enfermedad de Behçet continúa presentando aspectos de su patogenia que son desconocidos. La hipótesis actual es que, en algunos pacientes determinados genéticamente, un estímulo externo (con probabilidad infeccioso) desencadena una respuesta inmunitaria inadecuada que da lugar a las diferentes manifestaciones clínicas. Sin embargo, aún quedan interrogantes por responder en el campo de las manifestaciones clínicas, de los mecanismos que las producen y del tratamiento más eficaz para disminuir la alta morbilidad de algunas de ellas, como la afectación oftalmológica o vascular, verdaderos retos para el clínico.

Este monográfico, *Avances en enfermedad de Behçet*, dentro de la colección *Avances en enfermedades autoinmunes sistémicas*, pretende acercarnos a la respuesta de algunos de estos puntos oscuros. Los coordinadores no hemos pretendido elaborar un texto clásico, y le hemos intentado otorgar un carácter eminentemente práctico. A lo largo de los diez capítulos de que consta la obra se ha pretendido desarrollar algunos de los aspectos en los cuales ha habido cambios en los últimos años, y por otra parte guiar al especialista que se enfrenta a esta enfermedad en su tratamiento en situaciones especiales. Los autores, todos ellos con una amplia y contrastada experiencia, y con profundos conocimientos sobre la enfermedad de Behçet, han sabido transmitir estas ideas.

En los primeros capítulos se abordan aspectos generales de la enfermedad, como son su clasificación y criterios diagnósticos. En los textos clásicos, la enfermedad de Behçet se describe dentro del apartado de las vasculitis sistémicas, pero la tendencia actual es a clasificarla en el grupo de las enfermedades autoinflamatorias. En cuanto a los criterios, un problema de la práctica clínica diaria es el diagnóstico de los pacientes que no los cumplen de forma estricta, lo que nos ha llevado a hacer una revisión de estos criterios y a preguntarnos si es necesario modificarlos. En los capítulos centrales se tratan aspectos relevantes de la expresión clínica de la enfermedad y se destacan las claves diagnósticas ante las que debemos sospecharla para combatir su infradiagnóstico. Además, se hace un repaso de las manifestaciones oftalmológicas, vasculares y neurológicas, ligadas a una morbilidad y una mortalidad aumentadas. Se aborda también el enfoque actual del tratamiento y del seguimiento de estos enfermos. Mención especial merece el capítulo dedicado al papel que los nuevos fármacos biológicos pueden desempeñar en el tratamiento de estos pacientes, y que a medio plazo pueden cambiar el pronóstico de esta enfermedad. Un aspecto al cual se ha dedicado hasta ahora poca atención es la evolución de la enfermedad de Behçet en dos situaciones especiales: el embarazo y la edad pediátrica. Finalmente, el último capítulo recoge aquellos aspectos de la enfermedad en que puede haber cambios en los próximos años.

Queremos hacer notar la escasez de libros, sobre todo en nuestro medio, dedicados de forma específica a esta interesante enfermedad, por lo que creemos que esta obra tiene un valor añadido. Su interés final es aumentar el conocimiento de la enfermedad de Behçet e intentar dar respuesta a situaciones clínicas que pueden aparecer en la práctica diaria.

GERARD ESPINOSA
Servicio de Enfermedades Autoinmunes
Hospital Clínic de Barcelona
Barcelona

MÓNICA RODRÍGUEZ-CARBALLEIRA
Servicio de Medicina Interna
Hospital Universitari Mútua de Terrassa
Terrassa (Barcelona)

Capítulo 1

Etiopatogenia de la enfermedad de Behçet: ¿autoinmunidad o autoinflamación?

A. ROBLES

Servicio de Medicina Interna
Hospital Universitario La Paz
Madrid

Dirección para correspondencia
Dr. Ángel Robles Marhuenda
angel.robles@salud.madrid.org

Sinopsis

La enfermedad de Behçet es un trastorno inflamatorio crónico recurrente multi-sistémico de origen desconocido, en cuya etiopatogenia se han implicado factores ambientales (infecciones, contaminación, toxicidad química…) que actuarían como estímulos para provocar una respuesta inflamatoria e inmunomediada anómala, con daño tisular y particular afectación endotelial, en pacientes genéticamente susceptibles.

Tanto la inmunidad innata como la adaptativa estarían implicadas, y la enfermedad de Behçet podría ser un nexo entre una anormalidad de la inmunidad primaria (mutación genética que favorece una respuesta de los neutrófilos y de los linfocitos T mediante secreción de citocinas/quimiocinas ante el estímulo adecuado) y una disfunción del sistema inmunitario adaptativo (reacción cruzada de antígenos externos [estreptococos, herpes] e internos [proteínas de choque térmico]). No obstante, no debe olvidarse que pese a ser un proceso sistémico hay episodios clínicos que responden a una estructura de proceso específico de órgano. Cabe ilustrar esta afirmación con el desarrollo de uveítis en pacientes con enfermedad de Behçet ante el estímulo del antígeno S retiniano, una proteína que se comporta como autoantígeno local sin implicar afectación sistémica.

Introducción

En los últimos años, al amparo de los nuevos conocimientos sobre la etiopatogenia de la enfermedad de Behçet, se han puesto en duda dos conceptos: parece desmitificarse como una enfermedad autoinmune y que debería evitarse su clasificación entre las vasculitis sistémicas al uso. Respecto a la primera afirmación, hay datos que la contraponen con las clásicas enfermedades autoinmunes sistémicas en la mayoría de los aspectos de interés: epidemiológicos (es más frecuente en los hombres que en las mujeres), clínicos e inmunológicos (ausencia de hiperactividad de linfocitos B). En relación a esto último, en la enfermedad de Behçet el patrón de respuesta de los linfocitos T colaboradores es principalmente Th1, mientras que en la mayoría de las enfermedades autoinmunes sistémicas predomina la polarización Th2. Además, en los últimos años se ha implicado en la etiopatogenia de la enfermedad de Behçet la respuesta Th17, también importante en otros procesos como las enfermedades autoinflamatorias. Por otro lado, de forma característica no se describen autoanticuerpos patogénicos, pero algunos grupos han implicado a anticuerpos anticélulas endoteliales. En esta línea, aunque es indudable que el endotelio es un tejido diana de la enfermedad de Behçet, la afectación panvascular (arterias y venas en toda su extensión) y el estado de hipercoagulabilidad asociado a la vasculitis neutrofílica de los *vasa vasorum*, hacen de ella una vasculitis difícilmente clasificable. Desde el punto de vista histológico, en algunas lesiones (aftas orales y genitales, pseudoeritema nodoso, aneurismas o las trombosis de grandes venas) puede observarse el daño directo de la pared del vaso, mientras que otras (pseudofoliculitis, sistema nervioso central) el daño de la pared vascular no es tan patente y presenta un infiltrado perivasculítico de predominio neutrofílico en fases precoces. Además, los depósitos de inmunocomplejos sólo pueden verse de manera aislada, en especial en las lesiones papulopustulosas.

La etiopatogenia de la enfermedad de Behçet sigue siendo incierta: los estudios más recientes se han centrado en los nuevos marcadores genéticos, la función de las células T y de los granulocitos, agentes infecciosos y los mecanismos que intervienen en la trombofilia y el daño endotelial.

1   ¿Es la enfermedad de Behçet un síndrome autoinflamatorio?

Desde principios del siglo xxi se han venido apuntando similitudes entre la enfermedad de Behçet y la fiebre mediterránea familiar. Ambas tienen una peculiar distribución geográfica, la cuenca mediterránea, carecen de características autoinmunitarias en términos de expresión de la enfermedad y de laboratorio, predominando la inflamación mediada por neutrófilos y un patrón Th1 linfocítico, y cursan en brotes sin un claro desencadenante.

Además, son varios los autores que han descrito en la enfermedad de Behçet mutaciones características de la fiebre mediterránea familiar o de otros procesos autoinflamatorios. Touitou *et al.*[1] describieron una alta frecuencia de mutaciones similares a las descritas en la fiebre mediterránea familiar y que afectan a la mevalonato cinasa, y que además se relacionaban con la etnia de procedencia de los pacientes con enfermedad de Behçet. Otro grupo no sólo confirmó estos datos, sino que halló una asociación entre la presencia de estas mutaciones y la gravedad de la vasculitis.[2] Así, mutaciones de MEVF, originalmente vinculada a la fiebre mediterránea familiar, pueden actuar como un factor de susceptibilidad genética para otros trastornos inflamatorios como la enfermedad de Behçet. También se ha descrito un aumento, en la enfermedad de Behçet, de la mutación R92Q en el gen que determina la aparición del síndrome periódico asociado al receptor del factor de necrosis tumoral[3] (TRAPS). No obstante, otros grupos no han encontrado estas relaciones. Espinosa *et al.*[4] analizaron la presencia de mutaciones similares a la fiebre mediterránea familiar (MEFV) o el TRAPS (TNFRSF-1A) en 50 pacientes con enfermedad de Behçet, sin encontrar asociación al compararlos con 100 controles sanos. E incluso autores que habían encontrado relación genética entre la enfermedad de Behçet y la fiebre mediterránea familiar no han podido observar las mismas similitudes con otros síndromes autoinflamatorios como el hiperIgD (MKD), el síndrome periódico asociado a la criopirina (CAPS) o el síndrome de artritis piogénica estéril, pioderma gangrenoso y acné (PAPA).[5] Además, en la enfermedad de Behçet no se han podido demostrar mutaciones de los genes CARD/NOD, principales implicados en los procesos autoinflamatorios. Por otro lado, no debe menospreciarse que la mayoría de los síndromes autoinflamatorios son monogénicos, mientras que parece indudable que la enfermedad de Behçet es poligénica.[6] Igualmente, mientras que la mayoría de los procesos autoinflamatorios conocidos se hacen patentes durante la infancia, la enfermedad de Behçet es poco frecuente en la edad pediátrica. Los episodios clínicos son más prolongados en el tiempo que en el caso de los síndromes periódicos, y por otro lado los síntomas de la enfermedad de Behçet son más intensos y frecuentes al inicio de la enfermedad, pero con el tiempo disminuyen e incluso llegan a remitir en algunos pacientes. Las afectaciones vascular y del sistema nervioso central son excepciones, ya que pueden aparecer de forma tardía. Tampoco se evidencia, en los procesos autoinflamatorios monogénicos, un proceso vasculítico tan extenso y con una tendencia a la hipercoagulabilidad como en la enfermedad de Behçet.

Estos hallazgos, pese a lo atractivo de la autoinflamación para explicar la fisiopatogenia de la enfermedad de Behçet, han puesto en duda que estemos únicamente ante una enfermedad autoinflamatoria. No obstante, esta falta de evidencia ha sido la base para desarrollar nuevas líneas de investigación que permitirán desentrañar su compleja etiología y patogenia, y que revisaremos a continuación.

2 Factores genéticos

La enfermedad de Behçet es un trastorno poligénico, sin un claro patrón de herencia mendeliana. La inusual distribución geográfica de la enfermedad y su asociación con el alelo del complejo mayor de histocompatibilidad (MHC) HLA-B51, pueden ser un potente indicador de que ciertos genes son directamente los causantes o que, de manera indirecta, con la concomitancia de ciertos estímulos, pueden promover el desarrollo de enfermedad de Behçet.[7,8] Además, algunos estudios sobre pacientes con enfermedad de Behçet familiar o en pacientes gemelos han confirmado la importancia de la influencia genética para su desarrollo.[9] El HLA-B51, de forma directa o mediante reacción cruzada con antígenos específicos de órgano, es el principal marcador de susceptibilidad para padecer la enfermedad de Behçet. No obstante, la amplia variación que hay en el riesgo relativo de desarrollar la enfermedad asociado al HLA-B51, incluso en zonas de alta prevalencia como la Europa mediterránea, apoyaría la presencia de otros factores de riesgo. Así, se ha observado la asociación entre la enfermedad de Behçet y ciertos alelos en la región promotora del factor de necrosis tumoral (TNF), adyacentes a los genes del HLA-B51. Dos de estos alelos (TNF * B1 y TNF * B2) se asocian con una alta producción de TNF por los monocitos y son más frecuentes en los pacientes con enfermedad de Behçet.[10] La familia de genes MIC-A *(MHC class I chain related gene)* está situada en la región entre TNF y HLA-B51; codifican un polipéptido, con una secuencia de aminoácidos similar a la MHC-I, que se expresan tras fenómenos de estrés fundamentalmente en las células epiteliales gastrointestinales, pero también en los queratinocitos, las células endoteliales y varias líneas de monocitos que incluyen a los precursores de las células Th1. Los linfocitos Tγδ subtipo Vγ9Vδ2 y las células NK, aumentados en sangre periférica en los pacientes con enfermedad de Behçet, son estimulados por los productos de MIC y ponen en marcha el proceso inflamatorio. Estos genes MIC se han propuesto como un factor de riesgo genético para la enfermedad de Behçet añadido al HLA-B51 y a los comentados genes del TNF-α, sin que tengan que estar todos presentes para el desarrollo de la enfermedad.[11-13] Varios análisis del genoma *(genome-wide)* humano han identificado diversos locus que pueden determinar susceptibilidad para la enfermedad de Behçet en los cromosomas relacionados con algunas interleucinas, como el 1p31.3 (IL23R-IL12RB2) y el 1q32.1 (IL-10), en población japonesa.[14] Otro estudio parecido en población turca ha confirmado la asociación con el HLA-B51, así como regiones asociadas al MHC-I y con polimorfismo de la IL-10.[15] Otros polimorfismos asociados con susceptibilidad para el desarrollo de la enfermedad de Behçet serían los que implican a los genes de la sintetasa del óxido nítrico endotelial (eNOS), del CD28 o de la IL-1 (como en algunos síndromes autoinflamatorios), mientras que la disminución de la expresión de los genes de CTLA-4 parece otorgar cierta protección.

3　Factores infecciosos y ambientales

Son abundantes los estudios que han sugerido diferentes agentes infecciosos como desencadenantes iniciales de la respuesta inmunitaria de la enfermedad de Behçet. La relación con las infecciones por estreptococos se ha sugerido basándose en observaciones clínicas, como una mayor incidencia de infecciones faríngeas y caries dental, la agravación de la enfermedad de Behçet por tratamientos dentales y el efecto beneficioso de los antibacterianos en ciertos síntomas (la afectación mucocutánea y artrítica, especialmente). Por ejemplo, se ha administrado penicilina a pacientes con enfermedad de Behçet como método profiláctico para reducir la frecuencia y la duración de los síntomas mucocutáneos.[16] Una de las hipótesis más prevalentes sugiere la existencia de una respuesta de hipersensibilidad a ciertos antígenos bacterianos, siendo los de *Streptococcus sanguis* los más conocidos. Esta bacteria suele encontrarse con frecuencia en la flora de la cavidad oral, participa en infecciones focales y rara vez genera bacteriemia. Algunos antígenos bacterianos comparten una secuencia de aminoácidos con unas proteínas de la membrana celular, llamadas proteínas de choque térmico (HSP, *heat shock proteins*), que se expresan sobre la membrana celular en respuesta a fenómenos de estrés de diversa naturaleza, incluidos los microbianos. *S. sanguis* presenta dos moléculas (Bes-1 y HSP-65) capaces de activar la enfermedad en personas susceptibles (HLA-B51 y MIC-A), actuando como factor extrínseco en la etiopatogenia del proceso inflamatorio. Ciertos estudios han demostrado que *S. sanguis* y ciertas HSP (especialmente 60/65 kDa) pueden activar los linfocitos Tγδ en pacientes con enfermedad de Behçet, pero no en los controles. Se sugiere que, tras el estímulo bacteriano, las células mucosas pueden expresar HSP que son antigénicas y reactivas para las células T existentes en las mucosas de estos individuos susceptibles (modelo de mimetismo molecular).[17] Todo ello indica que una respuesta anormal a los antígenos bacterianos, en especial de los estreptococos, puede desempeñar un papel etiológico importante.

Otros agentes, como el virus del herpes simple (VHS), se han asociado con la enfermedad de Behçet, principalmente por la presencia de anticuerpos séricos anti-VHS-1 y complejos inmunes circulantes en pacientes con esta enfermedad. Otros patógenos implicados y en estudio son *Streptococcus pyogenes, Enterococcus faecalis, Streptococcus salivarius, Streptococcus mitis, Escherichia coli, Klebsiella pneumoniae, Helicobacter pylori, Mycoplasma fermentans* y algunas micobacterias, parvovirus B19 y de manera anecdótica los virus de las hepatitis A, B, C y E.

4 Factores inflamatorios e inmunitarios

4.1 *Inmunidad innata. Proteínas de choque térmico y otros autoantígenos*

Las HSP son proteínas sintetizadas en respuesta a diversos factores de estrés en todas las células eucariotas, y pueden *per se* producir señales activadoras para el sistema inmunitario innato. La HSP60 y un patrón adecuado de citocinas (IFNγ, IL-8, IL-12, IL-18) favorecen, mediante la sobrexpresión de una tirosina cinasa, el desarrollo de una respuesta Th1, fundamental en la patogenia de la enfermedad de Behçet.[18] La HSP65, en los pacientes con esta enfermedad, tiene reacción cruzada con anticuerpos antimicobacterias y frente a *S. sanguis,* que pueden recuperarse de las lesiones orales de estos pacientes y aumentan su presencia en suero y en los tejidos inflamados infiltrados por células T durante la fase activa de la enfermedad. La HSP70 y los anti-HSP70 están elevados y pueden inducir respuestas inmunitarias innatas y posteriormente adaptativas.[19] Todo ello sugiere la participación de las HSP en la etiopatogenia de la enfermedad.

Kalayciyan y Zouboulis[20] han demostrado la importancia de la inmunidad innata en el desarrollo del proceso inflamatorio de la enfermedad de Behçet estudiando la expresión de la α-enolasa de las células endoteliales de individuos afectos. La enolasa es una enzima de la vía glucolítica que muchos microorganismos expresan en su superficie, con capacidad para unirse a proteínas, generalmente el plasminógeno. La presencia de enolasa en la superficie celular se relaciona con las HSP, que pueden interactuar con receptores específicos, en especial los *toll-like receptors* (TLR) 2 y 4. Se produce la captura y la presentación de estos complejos péptido-HSP y se induce una respuesta de células T específica. La unión del péptido libre HSP70 a las células presentadoras a través de los TLR inicia la secreción de citocinas proinflamatorias, y se produce una amplia inmunoestimulación no específica. Además de diversos microorganismos, también las células hematopoyéticas humanas estimuladas por lipopolisacáridos pueden expresar α-enolasa. Lee *et al.*,[21] analizando la presencia de anticuerpos anticélulas endoteliales (AACE) en pacientes con enfermedad de Behçet y controles sanos, encontraron que la α-enolasa de las células endoteliales se comportaba como una diana para los AACE en estos pacientes. Esto sugiere que los anticuerpos circulantes están inducidos por antígenos de las células endoteliales que iniciaron el proceso inflamatorio en una primera fase a través de la inmunidad innata, y posteriormente favorecen el mantenimiento del proceso inflamatorio mediante la inmunidad adaptativa (generación de anticuerpos y participación de linfocitos B). Sin embargo, no está suficiente claro si la expresión de α-enolasa en las superficies, favoreciendo el desarrollo de procesos inmunitarios locales y la posterior formación de autoanticuerpos, es un fenómeno inicial con un papel significativo en el daño endotelial, o bien es secundario a éste y representa un proceso vasculítico inespecífico, pues los anticuerpos también se encuentran en otras enfermedades como la artritis reumatoide, el lupus eritematoso sistémico, la esclerosis sistémica y la enfermedad inflamatoria intestinal.[22]

Otros autoantígenos descritos recientemente y que pueden poner en marcha el proceso inflamatorio son el antígeno S y la proteína fijadora de selenio (SBP), localizados en la retina. Ambos parecen tener cierta importancia en el desarrollo de uveítis, y hasta un 20 % de los pacientes con uveítis en la enfermedad de Behçet presentan anticuerpos anti-SBP.[23,24]

4.2 Factores celulares

4.2.1 Neutrófilos

La hiperactivación de los neutrófilos es un suceso importante en la patogénesis de la enfermedad de Behçet. Se debe al patrón de citocinas derivadas de las células presentadoras de antígeno y las células T. Los neutrófilos desempeñan un papel crucial en las fases iniciales de la vasculitis de la enfermedad de Behçet y caracterizan el principal hallazgo de la histopatología, así como en el fenómeno de patergia. A su vez, los neutrófilos producen citocinas que favorecen y estimulan la persistencia del patrón Th1. La presencia de hiperestimulación de los neutrófilos y posteriormente de fagocitosis puede asumirse ante el aumento de la producción de superóxido sintetasa, la excesiva síntesis de enzimas lisosómicas y el aumento de la quimiotaxia neutrofílica tisular.

Eksioglu-Demiralp *et al.*[25] han encontrado neutrófilos proactivos en vivo en los pacientes con enfermedad de Behçet, y de manera paralela demostraron un mayor estrés oxidativo (aumento de superóxido dismutasa, óxido nítrico y productos proteicos avanzados de la oxidación) capaz de activar dichos neutrófilos, que parecen ser los encargados de determinar la aparición de la típica vasculitis neutrofílica de los *vasa vasorum* y podrían tener un papel central en la afectación vascular asociada a la enfermedad de Behçet. Además, las citocinas y las quimiocinas secretadas por las células presentadoras de antígeno y los linfocitos T favorecen la hiperactivación de los neutrófilos. Estos neutrófilos activados secretan algunas citocinas que autoperpetúan dicha respuesta y también estimulan el desarrollo de la respuesta Th1.[26]

4.2.2   Linfocitos T

La enfermedad de Behçet es un proceso inflamatorio mediado por células T colaboradoras. Hay tres patrones de respuesta de estos linfocitos, en función de las citocinas secretadas: Th1, Th2 y Th17. Los diversos estudios sobre la respuesta Th1/Th2 en la enfermedad de Behçet han determinado una polarización hacia Th1 (dependiente de IL-12), con predominio de CD4+;[27] pero en los últimos años se ha evidenciado la implicación del patrón Th17, que también parece encontrarse en algunos otros procesos autoinflamatorios.[28] Para ciertos autores, la respuesta Th17 capitaliza gran parte de la patogenia en la enfermedad de Behçet; así, en especial la IL-17 (promueve la inflamación induciendo la síntesis de varias citocinas y quimiocinas tales como IL-1, IL-6, TNFα, IL-8, y estimula la infiltración tisular por neutrófilos) y la IL-23 se han convertido en las citocinas centrales del proceso inflamatorio característico de la enfermedad, y su secreción se relaciona fundamentalmente con desarrollo de uveítis y de afectación cutánea. Se han identificado polimorfismos genéticos en el receptor de la IL-23 y en la IL-17 asociados a susceptibilidad para la enfermedad de Behçet.[29] De esta manera, la influencia de los linfocitos T colaboradores puede ser colectiva, con implicación de una respuesta Th1 (sobre todo de IL-12 e interferón gamma [IFN-γ]) y Th17 (IL-17 e IL-23). Todo esto ha determinado la aparición de nuevas dianas terapéuticas en desarrollo en la actualidad.

Particular interés han suscitado los linfocitos Tγδ. Estas células representan una importante parte del tejido linfoide asociado a las mucosas, y están involucradas en la primera línea de defensa del sistema inmunitario. Bank *et al.*[30] han demostrado una significativa presencia de linfocitos Tγδ en los pacientes con enfermedad de Behçet respecto a los controles sanos, y además que deberían considerarse patógenos al relacionarse sus cifras con la actividad clínica de la enfermedad.[30] Queda por dilucidar si en la enfermedad de Behçet la expansión de las células Tγδ es un fenómeno patógeno primario o un epifenómeno. El subtipo Vδ2 de las Tγδ representa la mayoría de estas células circulantes, y se ha demostrado un aumento del subtipo Vγ9Vδ2 en el fluido intraocular de los pacientes con enfermedad de Behçet y uveítis. Estas células Vδ2 que reconocen fosfoantígenos presentes en patógenos pueden también reconocer autoantígenos homólogos, sin requerir moléculas del MHC. De esta forma, las células Vγ9Vδ2 podrían ser las causantes de la cronicidad de la enfermedad de Behçet.

4.3 Factores autoinmunitarios

Diversos estudios epidemiológicos han descartado la implicación de autoanticuerpos clásicos (anticitoplasma de neutrófilos, antinucleares, anticardiolipina) en la enfermedad de Behçet, aunque de manera marginal pueden verse mencionados en la literatura, pero sin consistencia para clasificar a los pacientes y sin implicación patogénica. Sin embargo, se han descrito algunos anticuerpos que podrían ayudar a explicar ciertos aspectos fisiopatológicos, y se ha otorgado cierto protagonismo a los linfocitos B, que en una segunda etapa y tras el estímulo inicial dependiente de los linfocitos T y de los neutrófilos podrían generar anticuerpos contra autoantígenos (p. ej., HSP) o desarrollarlos por reacción cruzada o mimetismo molecular.

4.3.1 Anticuerpos anticélulas endoteliales y contra el heparán sulfato

Los AACE se han descrito en muchas vasculitis, incluyendo la enfermedad de Behçet, y en algunas de ellas se han vinculado a su patogenia, de tal manera que sus títulos podrían ir paralelos a la actividad clínica. Otros autores han investigado la presencia de daño vascular en la enfermedad de Behçet mediante la determinación de anticuerpos contra el heparán sulfato (AHS), como en otras vasculitis y vasculopatías. Un estudio demostró una elevación de los títulos de IgM-AHS, pero no de IgG, en los pacientes con enfermedad de Behçet, si bien no se asoció a actividad ni a manifestaciones específicas de la enfermedad.[31]

4.3.2 Anticuerpos contra Saccharomyces cerevisiae

Varios trabajos han demostrado que los anticuerpos contra *Saccharomyces cerevisiae* pueden ser especialmente comunes en la enfermedad de Behçet con afectación intestinal, y que también están aumentados en los familiares sanos de estos pacientes.[32] En estos casos conviene extremar el diagnóstico diferencial con la enfermedad de Crohn.

4.3.3 Otros anticuerpos

La α-tropomiosina es una proteína expresada en fibroblastos, células epiteliales y plaquetas. El 26 % de los pacientes con enfermedad de Behçet y uveítis presenta anticuerpos antitropomiosina, ausentes en las uveítis de causa infecciosa. Se comportaría como un autoantígeno, al igual que la kinetina, una proteína integral de membrana del retículo endoplásmico para la cual se han identificado autoanticuerpos en el 23 % de los pacientes con enfermedad de Behçet.[33]

4.4 Citocinas

Como ya se ha comentado, en la enfermedad de Behçet hay un desequilibrio de la polarización de Th1/Th2 a favor de las células Th1, fundamental como mecanismo patógeno de las enfermedades inflamatorias crónicas, y una implicación de la respuesta Th17 recientemente descrita. El patrón de sobreproducción de citocinas Th1,[34] implicado en la reacción inflamatoria de la enfermedad de Behçet, implica la secreción de IFN-γ, TNF-α, IL-6, IL-8 y IL-12, mientras que el perfil Th17 se caracteriza por la producción de IL-6, IL-17, IL-21, IL-22, IL-23, IL-27, factor de crecimiento tumoral beta e IFN-γ. Este último patrón de respuesta podría utilizarse como marcador de actividad y determinar las citocinas secretadas en tales circunstancias.[35] La IL-8 fue la primera quimiocina identificada en la enfermedad de Behçet y es la más estudiada. Incluso sus concentraciones séricas se consideran un mejor marcador de actividad de la enfermedad que la proteína C reactiva (PCR).[36] También se ha evidenciado la hiperproducción de IL-18, que actuaría como un coestimulator/cofactor para la producción y la proliferación de IFN-γ por células Th1, y estos efectos pueden ocurrir independientemente de la IL-12. Se ha sugerido que la IL-18 y el IFN-γ contribuyen a la respuesta inflamatoria local de la enfermedad de Behçet mediante la activación de monocitos y macrófagos.[37] Particular interés tienen la IL-6 y la IL-15 en el desarrollo de afectación parenquimatosa cerebral, pues se ha observado una gran concentración de estas interleucinas en el líquido cefalorraquídeo de los pacientes.[38]

5   Factores de la coagulación y células endoteliales

5.1   *Alteraciones de la coagulación*

Los episodios tromboticos, pese a su causa poco clara, son parte definitoria del cuadro clínico de la enfermedad de Behçet, que es el proceso vasculítico en que los fenómenos tromboticos son más frecuentes.

Espinosa *et al.*[39] determinaron diversos parámetros de la hemostasia en pacientes con enfermedad de Behçet y controles sanos, y no hallaron anomalías, excepto una alta generación de trombina, plasmina y trombomodulina que no se relacionaba con episodios tromboticos; estos hallazgos fueron avalados por otros estudios.[40] Algunos autores han encontrado hiperhomocisteinemia, mutaciones en el gen de la protrombina o disminución en la actividad de la PCR, aumento del factor VIII y IX junto a hiperactividad plaquetaria[23] o aumento de la agregación (hiperviscosidad) con disminución de la deformabilidad de los hematíes.[41] En resumen, parece haber un exceso de formación de trombina y cierto defecto de la fibrinólisis, que no explicarían el estado de hipercoagulabilidad/protrombótico de la enfermedad de Behçet, sino que traducirían la activación de las células endoteliales, pues por sí solos no parecen explicar su implicación en los eventos tromboticos si no coexisten otros factores (activación de las células endoteliales, nicho humoral proinflamatorio o alteración en la producción de óxido nítrico endotelial, entre otros).[42,43]

5.2   *Células endoteliales*

La enfermedad de Behçet se caracteriza por alteraciones y activación mantenida de las células endoteliales, que pueden favorecer la afectación vascular trombótica y vasculítica del proceso. Su activación es paralela a la actividad de la enfermedad.[44] Además, se ha demostrado una disminución de los progenitores de las células endoteliales en la enfermedad de Behçet, e incluso parece que la cifra de éstas es inversamente proporcional a la actividad de la enfermedad, lo que podría traslucir una inducción o una progresión del daño vascular.[45] Todo ello se traduciría en un nicho tisular protrombótico y una situación favorecedora de la disfunción endotelial, pues además se acompaña de un descenso de la prostaciclina y del desarrollo de anticuerpos anti-LDL oxidadas, junto a otros factores que posteriormente comentaremos.

5.3 *Factores moleculares endoteliales*

5.3.1 *Moléculas de adhesión intercelular*

Diversas moléculas de adhesión intercelular (ICAM) son liberadas por la superficie endotelial. La forma soluble de ICAM-1 puede detectarse en sangre periférica en diversos trastornos inflamatorios, incluyendo la enfermedad de Behçet.

La molécula de adhesión E-selectina se activa en las células endoteliales y, de acuerdo con el estudio de Sari *et al.*,[46] puede utilizarse como un marcador de activación endotelial con una significativa correlación positiva con la velocidad de sedimentación globular y la PCR en los pacientes con enfermedad de Behçet. Por lo tanto, la elevación de la E-selectina puede ser una consecuencia directa de las activaciones de los leucocitos y del endotelio observadas durante la evolución de la enfermedad.[46]

5.3.2 *Factor de crecimiento endotelial vascular*

Como en otros procesos inflamatorios sistémicos, en la enfermedad de Behçet puede evidenciarse disfunción endotelial inducida por citocinas (TNF-α, receptor soluble de Il-2, IL-6, IL-8) y diversas quimiocinas (óxido nítrico, adrenomodulina y factor de crecimiento del endotelio vascular [VEGF]). Se han descrito polimorfismos genéticos del VEGF con expresión en la enfermedad de Behçet que podrían estar asociados a susceptibilidad para desarrollar la enfermedad, e incluso se ha observado una asociación positiva entre el polimorfismo VEGF 18 bp I/D y la afectación ocular y su gravedad.[47]

6 Otros factores

El perfil de las citocinas proinflamatorias en la enfermedad de Behçet favorece un aumento de las concentraciones de leptina, lo que induce un mayor estrés oxidativo en las células endoteliales, favorece la disfunción endotelial y retrasa los mecanismos necesarios para restaurar el endotelio tras un brote. Se ha demostrado una sobreproducción de visfatina,[48] una nueva adipocitocina con acción similar a la insulina y con efecto proinflamatorio, en los pacientes con enfermedad de Behçet activa respecto a los que están en fase de inactividad, lo cual puede participar en el proceso inflamatorio vascular local. En este contexto de disfunción endotelial, se ha informado[49] del tabaco como otro probable factor de riesgo para el desarrollo de enfermedad de Behçet. Igualmente, la activación de las células endoteliales favorece la expresión del sistema renina-angiotensina, contribuyendo al proceso inflamatorio y al desarrollo de una aterosclerosis acelerada como en otros procesos inflamatorios crónicos.[50] Del mismo modo, la enfermedad de Behçet activa se asocia con cifras bajas de vitamina D, que favorecen un decantamiento de la relación Th1/Th2 hacia una respuesta Th1.[51] También se han descrito otras alteraciones con una discutible implicación en la patogenia de la enfermedad de Behçet, como la hiperprolactinemia[52] o el aumento de la sustancia P.[53]

7   Conclusión

Los actuales conocimientos sobre la etiopatogenia de la enfermedad de Behçet permiten situar en un plano central a un grupo de genes asociados al MHC

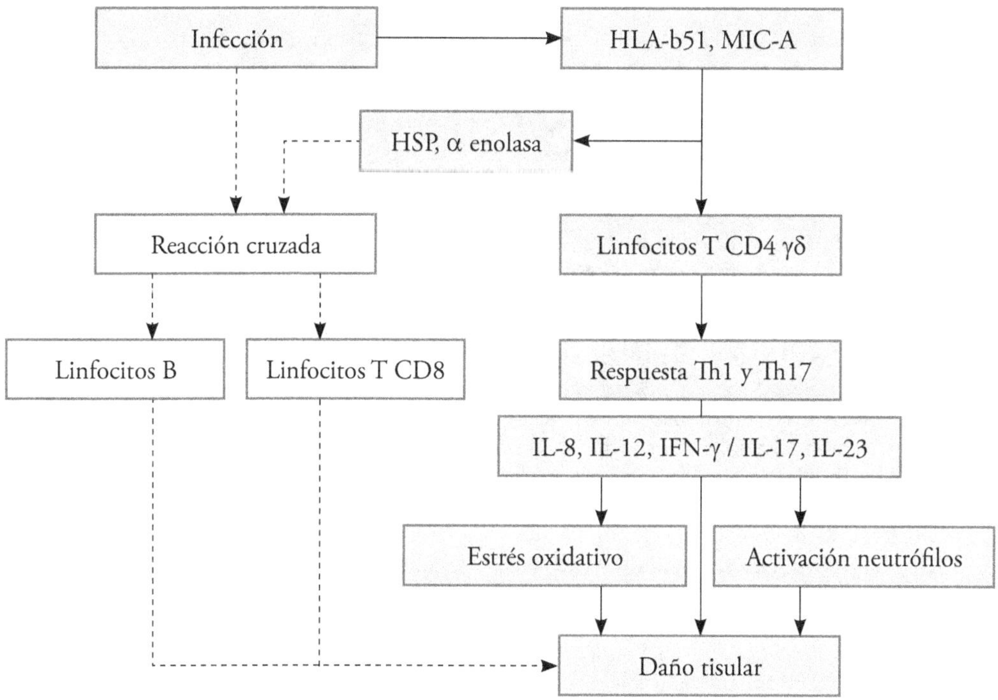

Figura 1. Esquema de la fisiopatología de la enfermedad de Behçet. La línea continua indica la primera fase, monopolizada por los linfocitos T CD4 y los neutrófilos. La línea discontinua representa la participación de los linfocitos T CD8 y de los linfocitos B en una fase más tardía.

(HLA-B51, MIC) que determinarían una susceptibilidad para el desarrollo de un proceso inflamatorio crónico recurrente multisistémico tras un estímulo adecuado (fundamentalmente infecciones estreptocócicas), consecuencia de la participación de la inmunidad innata con una respuesta de tipo Th1 y Th17 por concretos subtipos de linfocitos T ($\gamma\delta$), desencadenando un daño tisular mediado por neutrófilos en sus fases iniciales. En una segunda fase del proceso inflamatorio puede evidenciarse una respuesta de linfocitos T citotóxicos y la participación de la inmunidad adaptativa mediante la generación de autoanticuerpos, tras la exposición y la reacción cruzada de autoantígenos (HSP, α-enolasa endotelial…). Tanto en la primera fase, por medio del estrés oxidativo dependiente de los neutrófilos, como en la segunda por acción de los linfocitos B, el endotelio se convierte en uno de los principales tejidos afectados, lo que explicaría la importante carga clínica de afectación vascular en esta enfermedad (véase la figura 1). Un mejor conocimiento de la etiopatogenia permitirá un adecuado acercamiento clínico y una definición estructurada de las dianas terapéuticas en el futuro.

Bibliografía

1. Touitou I, Magne X, Molinari N, Navarro A, Le Quellec A, Picco P, *et al*. MEFV mutations in Behçet's disease. Hum Mutat. 2000; 16: 271-2.

2. Atagundunz P, Ergun T, Direskeneli H. MEFV mutations are increased in Behçet's disease and are associated with vascular involvement. Clin Exp Rheumatol. 2003; 21: S35-7.

3. Amoura Z, Dode C, Hue S, Caillat-Zucman S, Bahram S, Delpech M, *et al*. Association of the R92Q TNFRSF1A mutation and extracranial deep vein thrombosis in patients with Behçet's disease. Arthritis Rheum. 2005; 52: 608-11.

4. Espinosa G, Arostegui JI, Plaza S, Rius J, Cervera R, Yague J, *et al*. Behçet's disease and hereditary periodic fever syndromes: casual association or causal relationship? Clin Exp Rheumatol. 2005; 23: S64-6.

5. Kone-Paut I, Sánchez E, Le Quellec A, Manna R, Touitou I. Autoinflammatory gene mutations in Behçet's disease. Ann Rheum Dis. 2007; 66: 832-4.

6. Yazici H, Fresko I. Behçet's disease and other autoinflammatory conditions: what's in a name? Clin Exp Rheumatol. 2005; 23: S1-2.

7. Choukri F, Chakib A, Himmich H, Hüe S, Caillat-Zucman S. HLA-B*51 alleles confer predisposition to Behçet's disease in Moroccan patients. Hum Immunol. 2001; 62: 180-5.

8. De Menthon M, Lavalley MP, Maldini C, Guillevin L, Mahr A. HLA-B51/B5 and the risk of Behçet's disease: a systematic review and meta-analysis of case-control genetic association studies. Arthritis Rheum. 2009; 61: 1287-96.

9. Masatlioglu S, Seyahi E, Tahir Turanli E, Fresko I, Gogus F, Senates E, *et al*. A twin study in Behçet's syndrome. Clin Exp Rheumatol. 2010; 28: S62-6.

10. Verity DH, Wallace GR, Vaughan RW, Kondeatis E, Madanat W, Zureicat H, *et al*. HLA and TNF polymorphisms in ocular Behçet's disease. Tissue Antigens. 1999; 54: 264-72.

11. Mendoza-Pinto C, García-Carrasco M, Jiménez-Hernández M, Jiménez Hernández C, Riebeling-Navarro C, Nava Zavala A, *et*

al. Etiopathogenesis of Behçet's disease. Autoimmunity Reviews. 2010; 9: 241-5.

12. Fei Y, Webb R, Cobb B, Direskeneli H, Saruhan-Direskeneli G, Sawalha AH. Identification of novel genetic susceptibility loci for Behçet's disease using a genome-wide association study. Arthritis Res Ther. 2009; 11: R66.

13. Piga M, Mathieu A. Genetic susceptibility to Behçet's disease: role of genes belonging to the MHC region. Rheumatology (Oxford). 2011; 50: 299-310.

14. Mizuki N, Meguro A, Ota M, Ohno S, Shiota T, Kawagoe T, *et al.* Genome-wide association studies identify IL23R-IL12RB2 and IL10 as Behçet's disease susceptibility loci. Nat Genet. 2010; 42: 703-6.

15. Remmers EF, Cosan F, Kirino Y, Ombrello MJ, Abaci N, Satorius C, *et al.* Genome-wide association study identifies variants in the MHC class I, IL10, and IL23R-IL12RB2 regions associated with Behçet's disease. Nat Genet. 2010; 42: 698-702.

16. Yazici H, Esen F. Mortality in Behçet's syndrome. Clin Exp Rheumatol. 2008; 2: S138-40.

17. Mumcu G, Inanc N, Yavuz S, Direskeneli H. The role of infectious agents in the pathogenesis, clinical manifestations and treatment strategies in Behçet's disease. Clin Exp Rheumatol. 2007; 25(4 Suppl 45): S27-31.

18. Nagafuchi H, Takeno M, Yoshikawa H, Kurokawa MS, Nara K, Takada E, *et al.* Excessive expression of Txk, a member of the Tec family of tyrosine kinases, contributes to excessive Th1 cytokine production by T lymphocytes in patients with Behçet's disease. Clin Exp Immunol. 2005; 139: 363-70.

19. Birtas-Atesoglu E, Inanc N, Yavuz S, Ergun T, Direskeneli H. Serum levels of free heat shock protein 70 and anti-HSP70 are elevated in Behçet's disease. Clin Exp Rheumatol. 2008; 26: S96-8.

20. Kalayciyan A, Zouboulis CC. An update on Behçet's disease. JEADV. 2007; 21: 1-10.

21. Lee KH, Chung HS, Kim H, Oh SH, Ha MK, Baik JH, *et al.* Human α-enolase from endothelial cells as a target antigen of anti-endothelial cell antibody in Behçet's disease. Arthritis Rheum. 2003; 48: 2025-35.

22. Pratesi F, Moscato S, Sabbatini A, Chimenti D, Bombardieri S, Migliorini P. Autoantibodies specific for α enolase in systematic autoimmune disorders. J Rheum. 2000; 27: 109-15.

23. Krause I, Weinberger A. Behçet's disease. Curr Opin Rheumatol. 2008; 20: 82-7.

24. Okunuki Y, Usui Y, Takeuchi M, Kezuka T, Hattori T, Masuko K, *et al.* Proteomic surveillance of autoimmunity in Behçet's disease with uveitis: selenium binding protein is a novel autoantigen in Behçet's disease. Exp Eye Res. 2007; 84: 823-31.

25. Eksioglu-Demiralp E, Direskeneli H, Kibaroglu A, Yavuz S, Ergun T, Akoglu T. Neutrophil activation in Behçet's disease. Clin Exp Rheumatol. 2001; 19: S19-24.

26. Pay S, Simşek I, Erdem H, Dinç A. Immunopathogenesis of Behçet's disease with special emphasize on the possible role of antigen presenting cells. Rheumatol Int. 2007; 27: 417-24.

27. Koarada S, Haruta Y, Tada Y, Ushiyama O, Morito F, Ohta A, *et al.* Increased entry of CD4+ T cell into the Th1 cytokine effector pathway during T-cell division following stimulation in Behçet's disease. Rheumatology (Oxford). 2004; 43: 843-51.

28. Kim J, Park JA, Lee EY, Lee YJ, Song YW, Lee EB. Imbalance of Th17 to Th1 cells in Behçet's disease. Clin Exp Rheumatol. 2010; 28: S16-9.

29. Rui-Xue L, Gui-Mei C, Hai Feng P, Dong-Qing Y. The role of IL-23/IL-17 axis in the etiopathogenesis of Behçet's disease. Clin Rheumatol. 2010; 29: 1209.

30. Bank I, Duvdevani M, Livneh A. Expansion of γδT-cells in Behçet's disease: role of disease activity and microbial flora in oral ulcers. J Lab Clin Med. 2003; 141: 33-40.

31. Briani C, Doria A, Marcolongo R, Tognon S, Ruggero S, Toffanin E, *et al.* Increased titres of IgM antiheparan sulfate antibody in Behçet's disease. Clin Exp Rheumatol. 2006; 24: S104-7.

32. Choi CH, Kim TI, Kim BC, Shin SJ, Lee SK, Kim WH, *et al.* Anti-Saccharomyces cerevisiae antibodies in intestinal Behçet's disease patients: relation to clinical course. Dis Colon Rectum. 2006; 49: 1849-59.

33. Kapsimali V, Kanakis M, Vaiopoulos G, Kaklamanis P. Etiopathogenesis of Behçet's disease with emphasis on the role of immunological aberrations. Clin Rheumatol. 2010; 29: 1211-6.

34. Hamzaoui K, Hamzaoui A, Guemira F, Besioud M, Hamza M, Ayed K. Cytokine profile in Behçet's disease, relationship with disease activity. Scand J Rheumatol. 2002; 31: 205-10.

35. Korn T, Bettelli E, Oukka M, Kuchroo VK. IL-17 and Th17 cells. Annu Rev Immunol. 2009; 27: 485-517.

36. Katsantonis J, Adler Y, Orfanos CE, Zouboulis CC. Adamantiades-Behçet's disease: serum IL-8 is a more reliable marker for disease activity than C-reactive protein and erythrocyte sedimentation rate. Dermatology. 2000; 201: 37-9.

37. Ben Ahmed M, Houman H, Miled M, Dellagi K, Louzir H. Involvement of chemokines and Th1 cytokines in the pathogenesis of mucocutaneous lesions of Behçet's disease. Arthritis Rheum. 2004; 40: 2291-5.

38. Borhani HA, Ittehadi H, Nikseresht AR, Rahmati J, Poorjahromi SG, Pourabbas B, et al. CSF levels of cytokines in neuro-Behçet's disease. Clin Neurol Neurosurg. 2009; 111: 507-10.

39. Espinosa G, Font J, Tassies D, Vidaller A, Deulofeu R, López-Soto A, et al. Vascular involvement in Behçet's disease: relation with thrombophilic factors, coagulation activation, and thrombomodulin. Am J Med. 2002; 112: 37-43.

40. Donmez A, Aksu K, Aydin H, Keser G, Cagirgan S, Doganavsargil E, et al. The plasma levels of activated thrombin activatable fibrinolysis inhibitor and thrombomodulin in Behçet disease and their association with thrombosis. Thromb Res. 2010; 126: 207-10.

41. Tatlican S, Duran FS, Eren C, Eskioglu F, Dikmenoglu N, Oktay B. Reduced erythrocyte deformability in active and untreated Behçet's disease patients. Int J Dermatol. 2010; 49: 167-71.

42. Donmez A, Aksu K, Celik HA, Keser G, Cagirgan S, Omay SB, et al. Thrombin activatable fibrinolysis inhibitor in Behçet's disease. Thrombosis Res. 2005; 115: 287-92.

43. Leiba M, Seligsohn U, Sidi Y, Harats D, Sela BA, Griffin JH, et al. Thrombophilic factors are not the leading cause of thrombosis in Behçet's disease. Ann Rheum Dis. 2004; 63: 1445-9.

44. Kutlay S, Calayoglu R, Boyvat A, Turkcapar N, Sengul S, Keven K, et al. Circulating endothelial cells: a disease activity marker in Behçet's vasculitis? Rheumatol Int. 2008; 29: 159-62.

45. Fadini GP, Tognon S, Rodríguez L, Boscaro E, Baesso I, Avogaro A, et al. Low levels of endothelial progenitor cells correlate with disease duration and activity in patients with Behçet's disease. Clin Exp Rheumatol. 2009; 27: 814-21.

46. Sari RA, Kiziltunc A, Taysy S, Akdemir S, Gündogdu M. Levels of soluble E-selectin in patients with active Behçet's disease. Clin Rheumatol. 2005; 24: 55-9.

47. Kamoun M, Houman MH, Hamzaoui A, Hamzaoui K. Vascular endothelial growth factor gene polymorphisms and serum levels in Behçet's disease. Tissue Antigens. 2008; 72: 581-7.

48. Ozgen M, Koca SS, Aksoy K, Dagli N, Ustundag B, Isik A. Visfatin levels and intima-media thicknesses in rheumatic diseases. Clin Rheumatol. 2011; 30: 757-63.

49. Yen JH, Tsai WC, Lin CH, Ou TT, Hu CJ, Liu HW. Cytochrome P450 1A1 and manganese superoxide dismutase gene polymorphisms in Behçet's disease. J Rheumatol. 2004; 31: 736-40.

50. Oztürk MA, Calgüneri M, Kiraz S, Ertenli I, Onat AM, Ureten K, et al. Angiotensin-converting enzyme gene polymorphism in Behçet's disease. Clin Rheumatol. 2004; 23: 142-6.

51. Hamzaoui K, Ben Dhifallah I, Karray E, Sassi FH, Hamzaoui A. Vitamin D modulates peripheral immunity in patients with Behçet's disease. Clin Exp Rheumatol. 2010; 28: S50-7.

52. Atasoy M, Karatay S, Yildirim K, Kadi M, Erdem T, Senel K. The relationship between serum prolactin levels and disease activity in patients with Behçet's disease. Cell Biochem Funct. 2006; 24: 353-6.

53. Aki T, Karincaoglu Y, Seyhan M, Batcioglu K. Serum substance P and calcitonin gene-related peptide levels in Behçet's disease and their association with disease activity. Clin Exp Dermatol. 2006; 31: 583-7.

Capítulo 2

¿Hay que revisar los criterios clasificatorios de la enfermedad de Behçet?

L. Trapiella Martínez, L. Caminal Montero, J.B. Díaz López,
I. Cabezas Rodríguez

Unidad de Enfermedades Autoinmunes Sistémicas y Uveítis
Servicio de Medicina Interna
Hospital Universitario Central de Asturias
Oviedo

Dirección para correspondencia
Dr. Luis Trapiella Martínez
luistrapiella@sespa.princast.es

Sinopsis

La enfermedad de Behçet, habitualmente englobada dentro de las vasculitis, es una enfermedad inflamatoria de carácter multisistémico. Su etiopatogenia es desconocida. A pesar de tener una distribución universal, la prevalencia es muy variable según los países. El diagnóstico es eminentemente clínico, a falta de una herramienta eficaz. Por ello, desde sus descripciones iniciales se han desarrollado múltiples clasificaciones con intención diagnóstica o clasificatoria. El mayor intento por homogeneizar dichas clasificaciones lo llevó a cabo en 1990 el International Study Group for Behçet's Disease (ISGBD). Los criterios establecidos por el ISGBD son los que se utilizan en la mayoría de los estudios y países. Tienen la ventaja de su excelente especificidad, pero carecen de la adecuada sensibilidad, por lo cual han continuado desarrollándose clasificaciones, en un debate que prosigue en la actualidad. En este capítulo realizaremos una revisión de las distintas clasificaciones realizadas hasta la fecha.

Introducción

La enfermedad de Behçet es una enfermedad inflamatoria crónica de causa desconocida caracterizada por la presencia de úlceras orales y genitales recurrentes y uveítis, aunque es habitual que la afectación sea multisistémica. La etiopatogenia es desconocida, pero influyen factores genéticos, inmunitarios e infecciosos.[1] Presenta una clara asociación con el antígeno leucocitario humano (HLA) B5/B51, habitualmente no asociado a enfermedades autoinmunes.

La enfermedad de Behçet se engloba habitualmente dentro de las vasculitis sistémicas, aunque en la actualidad suele clasificarse como un síndrome autoinflamatorio. Con ambos comparte características, pero también presenta diferencias, lo que hace que el debate continúe en la actualidad.

Hay una permanente controversia tanto en la definición (enfermedad frente a síndrome) como en los criterios de clasificación y diagnóstico, de modo que no existe otra enfermedad para la cual se hayan desarrollado tantos criterios diagnósticos o clasificatorios.[2,3] Antes de ocuparnos de ellos, comentaremos algunos aspectos de su epidemiología y de sus manifestaciones clínicas.

1 Epidemiología

La distribución de la enfermedad está clásicamente asociada a la ruta de la seda,[4] pues afecta sobre todo a los países de la cuenca mediterránea, Oriente Medio y Lejano Oriente, aunque se ha universalizado, quizá en parte debido a los movimientos migratorios. En las zonas endémicas es frecuente la agregación familiar. La mayor prevalencia se da en Turquía (80 a 370 casos por 100.000 habitantes), seguida de Irán (67 casos por 100.000 habitantes).[5] En Japón, China y Corea la prevalencia se sitúa entre 13,5 y 31 casos por 100.000 habitantes, mientras que en Europa occidental y Estados Unidos es menor, entre 0,3 y 7,5 por 100.000 habitantes. La prevalencia en España es baja, alrededor de 5 a 10 casos por 100.000 habitantes.[6,7]

La mayoría de los pacientes se diagnostican entre los 15 y los 45 años de edad. No hay un claro predominio del sexo masculino, pero la enfermedad suele ser más grave en los hombres, al menos en las poblaciones asiáticas. Cursa con exacerbaciones y remisiones, y aunque la intensidad de los ataques disminuye con el tiempo, puede ser importante el daño acumulativo, especialmente ocular, neurológico o vascular. Se observan variaciones geográficas y étnicas, no sólo en la incidencia y la prevalencia sino también en las manifestaciones clínicas.

2 Manifestaciones clínicas

Puesto que el diagnóstico es eminentemente clínico, realizaremos una somera descripción de las principales manifestaciones de la enfermedad.[8-10]

- ***Mucocutáneas.*** Son las manifestaciones más características. Las lesiones orales aftosas tienen unos bordes definidos y un halo eritematoso, y son variables en número y tamaño (en general menores de 1 cm). Suelen ser dolorosas y preceder en años a la aparición de otros síntomas, constituyendo la primera manifestación de la enfermedad. Su frecuencia se sitúa en torno al 98 %. Las úlceras genitales son similares a las orales. Aparecen en el escroto, pero también en la región perineal, la vagina y el cérvix; pueden ser indoloras. En ocasiones las úlceras escrotales dejan cicatriz (50 %). La frecuencia de las úlceras genitales se sitúa entre el 65 % y el 85 %. Las úlceras mucosas constituyen uno de los principales criterios diagnósticos en las distintas clasificaciones.

  Otros tipos de lesiones cutáneas, presentes hasta en el 75 % de los pacientes, son eritema nudoso (de predominio en las mujeres), lesiones papulopustulosas y lesiones acneiformes.

- ***Oculares.*** La afectación ocular acontece en un 43 % a un 72 % de los pacientes, con más frecuencia en Japón e Irán. Es una de las principales causas de morbilidad, que ocasiona como secuela una pérdida de visión en el 25 % de los casos. Puede constituirse en la primera manifestación de la enfermedad en el 10 % de los pacientes. La afectación ocular suele manifestarse dentro de los dos primeros años de la enfermedad. Tiene un claro predominio en los hombres, y también es más grave. Se caracteriza por episodios recurrentes de inflamación ocular, a menudo de instauración explosiva. La afectación es bilateral en el 80 % de los casos, en general en forma de panuveítis. La forma clásica descrita es la uveítis anterior con hipopion, aunque sólo se ve en el 20 % de las ocasiones.

- ***Neurológicas.*** A pesar de ser poco frecuentes, constituyen una importante causa de morbimortalidad. La frecuencia, variable según las series, se sitúa entre el 5 % y el 20 %, y predomina en los hombres.[11] La afectación neurológica no suele ser la primera manifestación de la enfermedad, aunque en general se desarrolla en los primeros cinco años y tiene un curso recurrente. Clásicamente se describen dos formas: parenquimatosa (80 %) y no parenquimatosa (20 %). Las formas parenquimatosas se caracterizan por manifestarse como síndromes neurológicos focales, siendo habitual la afectación del tronco del encéfalo, la médula espinal y los hemisferios cerebrales, respetando el córtex. Las lesiones histopatológicas son lesiones inflamatorias inespecíficas en las cuales no se ha demostrado vasculitis.[12] Las formas no parenquimatosas incluyen la meningitis o meningoencefalitis y la afectación vascular, incluyendo las trombosis de los senos durales. Otras manifestaciones descritas son cefalea, convulsiones, hipertensión intracraneal y alteraciones del comportamiento. La afectación del sistema nervioso periférico es menos habitual.

- ***Vasculares.*** Aparecen en el 10 % al 30 % de los pacientes. Predominan en los hombres y son una de las principales causas de mortalidad. La enfermedad de Behçet se ha clasificado clásicamente como una vasculitis, que puede afectar a vasos de cualquier tamaño y tipo, con mayor frecuencia las venas que las arterias. Lo más característico es la tromboflebitis superficial (25 %), habitualmente transitoria. La trombosis venosa profunda en los miembros ocurre en el 5,3 % al 22 % de los casos, según las series, y también puede haber trombosis de grandes vasos viscerales (trombosis de la cava, síndrome de Budd-Chiari, trombosis de los senos durales, etc.). La afectación arterial se manifiesta en forma de aneurismas o trombosis (3 %). La localización más frecuente de los aneurismas es la aorta abdominal; los de las arterias pulmonares son raros, pero característicos, más frecuentes en hombres jóvenes que también pueden presentar trombosis venosas, constituyendo el síndrome de Hughes-Stovin, considerado una forma incompleta de enfermedad de Behçet.[13,14]

- ***Articulares.*** Las artralgias y la artritis son frecuentes en la enfermedad de Behçet (34 % y 23 %, respectivamente). En general la artritis es asimétrica, no erosiva y monoarticular u oligoarticular. Por orden de frecuencia suelen afectarse las rodillas, los tobillos, las manos y las muñecas.

- ***Gastrointestinales.*** Su frecuencia es variable (1 % a 30 % de los casos), y son más frecuentes en Japón. Se caracterizan por úlceras redondeadas u ovaladas que pueden aparecer a lo largo de todo el tracto digestivo, aunque la localización más frecuente (75 %) es la ileocecal. Las lesiones rectales son raras. La afectación es transmural. El principal diagnóstico diferencial lo constituye la enfermedad de Crohn; pueden ser de utilidad tanto los hallazgos endoscópicos como las manifestaciones extraintestinales.[15,16] En ocasiones producen dolor abdominal, vómitos o diarrea. Las complicaciones más habituales son el sangrado y la perforación.

- ***Cardiopulmonares.*** Las alteraciones cardiacas son poco habituales (0,5 % a 3,2 % de los casos, según las series). Pueden verse afectados tanto el pericardio como el miocardio y el endocardio, incluyendo las válvulas. La inflamación lleva a una fibrosis que puede manifestarse como un trastorno de la conducción, fibrosis endomiocárdica o daño valvular. También pueden presentarse complicaciones tromboembólicas, incluyendo la formación de trombos intraventriculares. Las arterias coronarias, el arco aórtico y la arteria pulmonar pueden tener dilataciones aneurismáticas.

  Las alteraciones pulmonares se observan en el 1,8 % de los pacientes. Además de lesiones vasculares en el lecho pulmonar, puede haber afectación parenquimatosa, en general visualizada como aumentos de densidad no cavitados o lesiones reticulares.

- ***Nefrourológicas.*** A diferencia de las vasculitis, la afectación renal es rara. Además de las lesiones mucocutáneas del aparato genitourinario, es característica la orquitis y la epididimitis (2,4 % a 28 % de los casos, según las series).

3   Hallazgos de laboratorio

Las pruebas de laboratorio, excepto por el trabajo clínico diferencial, carecen de utilidad en el diagnóstico de la enfermedad de Behçet, puesto que los hallazgos son inespecíficos. La velocidad de sedimentación y la proteína C reactiva suelen ser normales en un alto porcentaje de los casos. No suele haber anemia, y si aparece, en general es de perfil crónico. Es relativamente frecuente la neutrofilia y a veces hay trombocitosis. Los anticuerpos antinucleares son negativos, al igual que los anticitoplasma de neutrófilos. Se ha descrito que los anticuerpos contra *Saccharomyces cerevisiae* se encuentran más elevados en los pacientes con afectación intestinal. Los anticuerpos antifosfolípido suelen ser negativos y los anticardiolipina están presentes hasta en el 30 % de los casos, sin correlacionarse con las trombosis. El factor reumatoide es asimismo negativo y las inmunoglobulinas pueden estar elevadas, especialmente la IgD.[8]

Hay una fuerte asociación de la enfermedad con la positividad del HLA-B5, especialmente el HLA-B51, con claras diferencias étnicas (casi la totalidad de los pacientes en Israel, entre el 60 % y el 70 % en Turquía y Japón, y entre el 10 % y el 20 % en Europa occidental). La asociación es consistente entre poblaciones de diferentes etnias, lo cual apoya que se trate de un factor de riesgo determinante para el desarrollo de la enfermedad.[17]

4   Prueba de la patergia

La patergia tiene un interés especial por estar incluida entre los criterios diagnósticos en algunas clasificaciones. Es una respuesta de hiperreactividad inespecífica ante un traumatismo menor. La intensidad de la respuesta es variable y no se correlaciona con la gravedad de la enfermedad; su relación con la actividad de ésta también es controvertida. Puede haber variaciones dentro de un mismo individuo si se repite en distintos momentos de la evolución. Tiene el inconveniente de que su positividad presenta grandes variaciones geográficas y genéticas. Estudios en Turquía e Israel han demostrado unas altas sensibilidad y especificidad en sus poblaciones. En Japón es positiva en más del 60 % de los casos, mientras que en Corea sólo lo es en el 35 %. En poblaciones occidentales la positividad es mucho menor, entre el 5 % y el 20 %, por lo que, a pesar de ser un criterio diagnóstico, en Europa occidental y América tiene escaso valor. En España su positividad se sitúa en torno al 30 %. Se ha descrito una disminución en la frecuencia de patergia desde mediados de la década de 1980, quizá en relación con los materiales utilizados.[5] No hay diferencias en las tasas de respuesta entre hombres y mujeres. El fenómeno de la patergia también es más frecuente en los sujetos HLA-B51 positivos. Otro de los inconvenientes es la falta de estandarización de la prueba.[18,19] Se recomienda realizarla en la cara ventral del antebrazo, en una zona sin vello, con una aguja de calibre 20 o 22, intradérmica, penetrando en dirección oblicua unos 5 mm, y puede o no inyectarse una solución salina estéril. La sensibilidad de la prueba disminuye si la zona se limpia previamente con povidona yodada, por sus propiedades inmunosupresoras. Se considera positiva si se produce una pápula eritematosa mayor de 2 mm en el sitio de inyección a las 24 a 48 h. A veces se realizan varias punciones simultáneas para aumentar el rendimiento. La prueba no es patognomónica y puede verse en las dermatosis neutrofílicas, como el síndrome de Sweet, y en el pioderma gangrenoso.

5   Diagnóstico

La importancia de establecer un diagnóstico precoz viene dada por la necesidad de instaurar un tratamiento adecuado, prevenir posibles complicaciones a largo plazo y mejorar la calidad de vida de los pacientes. Las principales causas de mortalidad son las complicaciones vasculares, en especial los aneurismas de la arteria pulmonar, y la afectación neurológica (ninguna de ellas se encuentra entre los criterios diagnósticos de la clasificación más utilizada del Grupo Internacional para el estudio de la Enfermedad de Behçet [International Study Group for Behçet's Disease, ISGBD]).

El diagnóstico de la enfermedad de Behçet es clínico. No hay pruebas de laboratorio ni hallazgos histológicos que ayuden al diagnóstico. Las lesiones no son patognomónicas, aunque puedan ser sugestivas de la enfermedad. Los hallazgos radiológicos pueden mostrar rasgos característicos en la afectación gastrointestinal, neurológica y cardiovascular. Por otra parte, las manifestaciones clínicas características no necesariamente se presentan de forma simultánea, por lo que a menudo transcurren años hasta el diagnóstico. Las formas especiales de la enfermedad, como el Behçet intestinal o el neurológico, pueden ser de difícil diagnóstico en ausencia de las manifestaciones sistémicas típicas, en especial si el médico no está familiarizado con la enfermedad.

Se han hecho numerosos intentos para establecer una serie de criterios diagnósticos, basados habitualmente en las manifestaciones más características o más frecuentes de la enfermedad. Estas clasificaciones tienen como objetivo definir la enfermedad con vistas al desarrollo de estudios clínicos homogéneos, más que el diagnóstico en individuos determinados. En los últimos años, los criterios más utilizados, aunque no de forma universal, han sido los establecidos por el ISGBD, publicados en *Lancet* en 1990.[29]

6 Diagnóstico diferencial

Puesto que el diagnóstico se establece por criterios clínicos, es prioritario excluir otros procesos que justifiquen los síntomas del paciente y que pudieran tener un enfoque terapéutico distinto.[20] Así, en el caso de las aftas orales, el diagnóstico diferencial incluye la estomatitis aftosa recurrente, el pénfigo vulgar y el penfigoide ampolloso, las infecciones herpéticas y por el virus de la inmunodeficiencia humana, la enfermedad inflamatoria intestinal, el eritema multiforme, el síndrome de Reiter y el lupus eritematoso sistémico (LES), entre otros. Las lesiones genitales pueden deberse a infecciones virales o bacterianas, o a enfermedad inflamatoria intestinal.

Desde el punto de vista oftalmológico, el diagnóstico diferencial es importante cuando la presentación es atípica o incompleta. La iridociclitis con hipopion también puede verse en la uveítis anterior aguda asociada al HLA-B27, aunque en este caso suele ser unilateral. En general el síndrome de Reiter no cursa con vasculitis y las úlceras orales habitualmente no son dolorosas. A diferencia de la sarcoidosis, la afectación ocular en la enfermedad de Behçet suele ser explosiva y la vasculitis no oclusiva, segmentaria y afectando a venas. En cuanto a la afectación ocular en el LES, la poliarteritis nodosa y la enfermedad de Wegener, las otras manifestaciones sistémicas no suelen dejar lugar a duda.

Respecto a las manifestaciones articulares, habría que descartar las espondiloartropatías seronegativas y otras enfermedades autoinmunes sistémicas, como el LES. En cuanto a las manifestaciones digestivas de la enfermedad de Behçet, ya hemos señalado que la enfermedad de Crohn es el principal diagnóstico diferencial.

7   Criterios diagnósticos y clasificatorios

La necesidad de unos criterios diagnósticos viene determinada por los estudios clínicos y epidemiológicos, que precisan un diagnóstico definitivo con un adecuado grado de sensibilidad y especificidad. Debido a la ausencia de manifestaciones patognomónicas y de pruebas de laboratorio fiables, el diagnóstico requiere una serie de criterios clínicos. Si los criterios clasificatorios fuesen perfectos, podrían designarse como criterios diagnósticos. No obstante, determinados pacientes pueden ser clasificados erróneamente. Los criterios diagnósticos son aplicables a individuos concretos, mientras que los clasificatorios se utilizan en los estudios epidemiológicos y clínicos. La división entre criterios diagnósticos y clasificatorios probablemente es artificial. Los criterios clasificatorios pueden convertirse en diagnósticos dependiendo de su validez interna y externa, y de la situación en que se utilicen. Así, en la enfermedad de Behçet, los criterios del ISGBD pueden usarse como diagnósticos en áreas endémicas o como clasificatorios donde la enfermedad es rara.

Las primeras descripciones de la enfermedad[21] se atribuyen a Hipócrates (460-377 a.C.). En 1930, el oftalmólogo griego Adamantiades presentó en la Sociedad Médica de Atenas el caso de un varón de 20 años de edad que sufría episodios recurrentes de iritis con hipopion, además de tromboflebitis, úlceras orales, genitales y artritis estéril de rodillas. Adamantiades concluyó que constituía una nueva enfermedad y un año después, en 1931, así lo publicó en *Annales d'Oculistique*.[22] En 1932, Dascalopoulos, otro oftalmólogo griego, comunicó dos nuevos casos con síntomas similares.[23] Hulusi Behçet, dermatólogo turco profesor de la Universidad de Estambul, describió en 1937 las manifestaciones clínicas de tres pacientes que había seguido durante años, estableciendo el síndrome que lleva su nombre, con la tríada de aftas, úlceras genitales y uveítis con hipopion. En 1946, Adamantiades comunicó dos nuevos casos y estableció la tromboflebitis como el cuarto signo cardinal de la enfermedad. Curth, también en 1946, señaló la necesidad de establecer unos criterios diagnósticos, considerando como síndrome de Behçet completo cuando se cumplían los tres criterios clásicos, e incompleto cuando sólo se cumplían dos de ellos.[24] Hasta la fecha hay 16 clasificaciones distintas, la última del año 2006.

Con posterioridad a los criterios propuestos por Curth, en 1969 Hewitt propuso para el diagnóstico de certeza que se encontraran presentes los tres criterios clásicos, pero añadiendo otros rasgos de la enfermedad.[25] Dichos criterios fueron revisados en el año 1971, haciendo hincapié en la respuesta de hiperreactividad cutánea ante un traumatismo (test de la patergia).[26] Hewitt propuso un nuevo sistema diagnóstico basado en la puntuación de las distintas manifestaciones (véase la tabla 1).

En 1969, Mason y Barnes, basándose en la incidencia de las manifestaciones clínicas en su serie de pacientes, propusieron establecer el diagnóstico de enfermedad de Behçet si concurrían tres de los cuatro criterios mayores (criterios clásicos y lesiones cutáneas), o dos criterios mayores y dos menores (lesiones gastrointestinales, tromboflebitis, lesiones cardiovasculares, artritis, lesiones del sistema nervioso

Al menos uno de los criterios mayores	Puntuación
Úlceras orales	30
Úlceras genitales	30
Iridociclitis	40
Manifestaciones secundarias	
Signos oculares	20
Signos meníngeos	30
Signos pseudobulbares en pacientes jóvenes	20
Signos neurológicos tipo esclerosis múltiple	25
Manifestaciones psiquiátricas	15
Nódulos subcutáneos	30
Otras lesiones cutáneas	20
Flebitis recurrente	30
Orquiepididimitis o uretritis	15
Signos inflamatorios articulares	15
Fiebre prolongada	10
Otras:	
– Intestinales	10
– Cardíacas, adenopatías, etc.	10

El diagnóstico se establece con 100 puntos.

Tabla 1. Criterios diagnósticos de Hewitt (1969).[25]

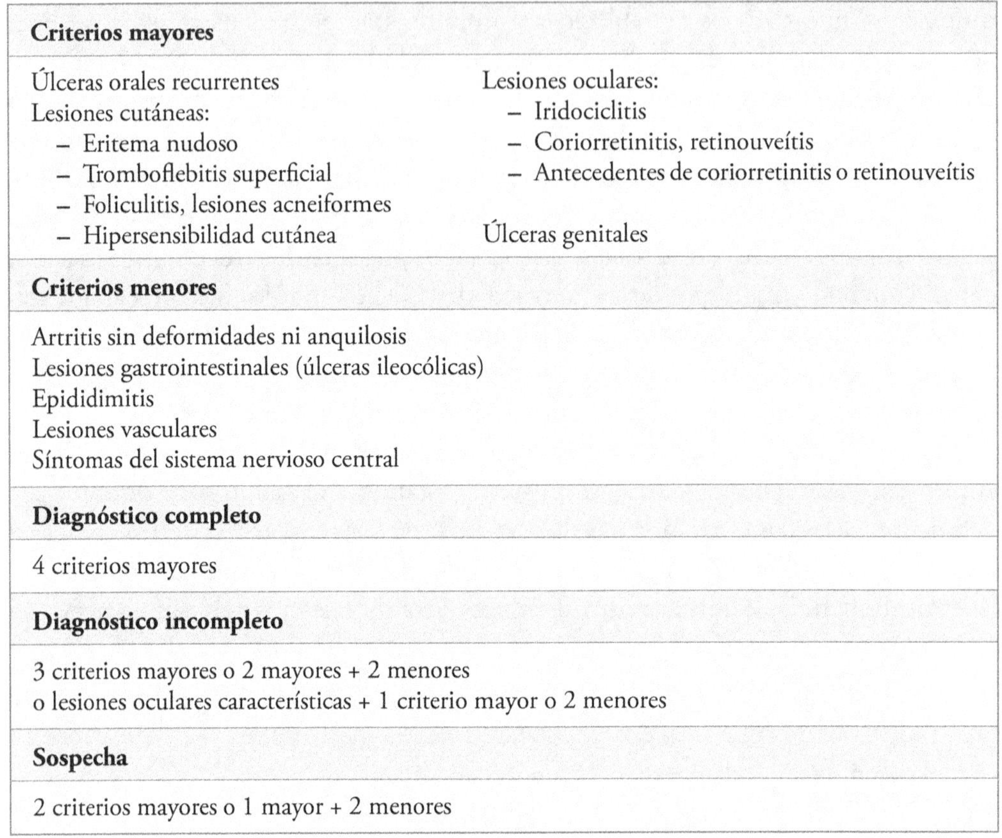

Criterios mayores	
Úlceras orales recurrentes Lesiones cutáneas: 　– Eritema nudoso 　– Tromboflebitis superficial 　– Foliculitis, lesiones acneiformes 　– Hipersensibilidad cutánea	Lesiones oculares: 　– Iridociclitis 　– Coriorretinitis, retinouveítis 　– Antecedentes de coriorretinitis o retinouveítis Úlceras genitales
Criterios menores	
Artritis sin deformidades ni anquilosis Lesiones gastrointestinales (úlceras ileocólicas) Epididimitis Lesiones vasculares Síntomas del sistema nervioso central	
Diagnóstico completo	
4 criterios mayores	
Diagnóstico incompleto	
3 criterios mayores o 2 mayores + 2 menores o lesiones oculares características + 1 criterio mayor o 2 menores	
Sospecha	
2 criterios mayores o 1 mayor + 2 menores	

Tabla 2. Criterios del Behçet's Disease Research Committee of Japan (revisados, 1987).[2,30]

central y antecedentes familiares).[27] Estos criterios permitían el diagnóstico de enfermedad de Behçet en ausencia de úlceras orales.

El Behçet's Research Committee de Japón propuso, en 1972, una nueva clasificación diagnóstica basada en criterios mayores y menores, que fue revisada en 1987 (véase la tabla 2). Se establecen cuatro criterios mayores y cinco menores. Entre los mayores se encuentran las aftas orales recurrentes, las lesiones cutáneas (eritema nudoso, acné, prueba de patergia positiva), las úlceras genitales y la inflamación ocular; entre los menores están la artritis, las úlceras intestinales, la epididimitis, la enfermedad vascular y los síntomas neuropsiquiátricos. La combinación de estos criterios define cuatro formas de la enfermedad: completa (cuatro criterios mayores), incompleta (tres criterios mayores, dos mayores y dos menores, o afectación ocular típica con otro criterio mayor o dos menores), probable (dos criterios mayores, excluyendo los oculares, o uno mayor y dos menores) y posible (un síntoma mayor). Pueden

Criterios específicos	
Prueba de patergia positiva	
Criterios mayores	

Úlceras orales recurrentes
Úlceras genitales
Lesiones oculares:
  – Anteriores
  – Posteriores
	Lesiones cutáneas:
	  – Eritema nudoso
	  – Otras
	Tromboflebitis:
	  – Superficial
	  – Profunda

Criterios menores	

Clínica:
  – Artritis periférica
  – Neuropsiquiátrica
  – Gastrointestinal
  – Pleuropulmonar
  – Arterial
  – Orquiepididimitis
	– Antecedentes de hiperreactividad en sitios de punción
	  – Enfermedad de Behçet en familiares
	  – Sospecha
	  – Patergia positiva

Diagnóstico definitivo	
1 criterio mayor o 1 menor con patergia (+); patergia (±) con 2 criterios mayores o 1 mayor y 1 menor; patergia (–) con 3 criterios mayores o 2 mayores y 2 menores.	
Sospecha	
Patergia (±) con 1 criterio mayor o 1 mayor y 2 menores	

Tabla 3. Criterios de Dilsen (1986).[32]

establecerse así distintos subtipos clínicos, dependiendo de la manifestación dominante: Behçet ocular, Behçet neurológico, Behçet intestinal y Behçet vascular. Esta clasificación se usa habitualmente en los países del lejano Oriente, donde parece más apropiada por presentar la población asiática una menor frecuencia de úlceras orales.[16]

Hubault y Hamza recomendaron en 1974 la presencia de tres de cuatro criterios mayores (úlceras orales y genitales, uveítis con hipopion o vasculitis retiniana y prueba de la patergia positiva) para establecer el diagnóstico de enfermedad de Behçet, siendo obligatoria la presencia de las úlceras orales.[31] La importancia de la prueba de la patergia fue relevante en los criterios diagnósticos de Dilsen (1986, 2000)[32] (véase la tabla 3). Los criterios propuestos por O'Duffy en 1974

Criterios mayores	Criterios menores	

Úlceras orales
Úlceras genitales
Lesiones oculares
	Lesiones cutáneas:
	  – Eritema nudoso
	  – Eritema multiforme
	  – Prueba de la patergia
	  – Foliculitis/lesiones acneiformes
	Artritis/artralgias
	Úlceras gastrointestinales
		Vasculitis/tromboflebitis
		Lesiones neurológicas
		Epididimitis
		Lesiones pulmonares
		  (hemoptisis/fibrosis)
		Daño renal (hematuria)

Formas completas: 3 criterios mayores o 2 mayores y 2 menores **Formas incompletas:** 2 criterios mayores o 1 mayor y 2 menores		

Tabla 4. Criterios diagnósticos de Zhang (1980).[32]

establecen, en función de su frecuencia, cinco criterios mayores (estomatitis aftosa, úlceras genitales, uveítis, vasculitis cutánea y artritis) y cuatro menores (afectación del sistema nervioso central, colitis, flebitis y arteritis de grandes vasos).[28] A diferencia de los anteriores, incluyen las manifestaciones articulares como criterio mayor. Para establecer el diagnóstico de enfermedad de Behçet se requieren tres criterios mayores, que incluyan la aftosis oral o genital.

En 1980, Cheng y Zhang[32] realizaron una nueva propuesta de criterios diagnósticos (véase la tabla 4), cuyo uso se limitó a China. El diagnóstico de la enfermedad de Behçet queda definido con tres criterios mayores o dos criterios mayores y dos menores; y las formas incompletas, con dos criterios mayores o uno mayor y dos menores. Estos criterios tienen una mayor sensibilidad al poder establecer el diagnóstico con un solo criterio mayor, a diferencia de las clasificaciones anteriores.

Hasta 1990, año en que se publicaron los criterios del ISGBD,[29] se usaban prácticamente cuatro tipos de criterios distintos (Mason y Barnes, Behçet´s Disease Research Committee of Japan, O'Duffy y Dilsen). Debido a la coexistencia de los distintos criterios diagnósticos en uso, se planteó desarrollar un estudio internacional sobre las distintas manifestaciones clínicas de la enfermedad, con el fin de establecer unos nuevos criterios diagnósticos que pudieran servir de base para comparar estudios y facilitar la realización de estudios multicéntricos. El ISGBD se constituyó en 1985 por investigadores de 12 centros de siete países (Francia, Irán, Japón, Túnez, Turquía, Reino Unido y Estados Unidos). Se compararon datos de 914 pacientes con 308 controles, de los cuales 886 y 97, respectivamente, presentaban aftas orales. Estos criterios tenían la ventaja de su sencillez y fácil aplicación, con una alta especificidad (97 %), pero tenían el inconveniente de su relativa baja sensibilidad (92 %). La mayoría de los casos

Criterios	
Úlceras orales recurrentes	Aftas visualizadas por el médico o el paciente, al menos tres episodios en un año
Junto con dos de los siguientes	
Úlceras genitales recurrentes	Aftosis genital o cicatrices, visualizadas por el paciente o el médico
Lesiones oculares	Uveítis anterior o posterior con vitritis en la exploración con lámpara de hendidura, o vasculitis retiniana documentada por un oftalmólogo
Lesiones cutáneas	Eritema nudoso, lesiones papulopustulosas o pseudofoliculitis con nódulos acneiformes observados por el médico o el paciente
Prueba de la patergia	Leída por un médico a las 24-48 h

Tabla 5. Criterios del Grupo Internacional para el Estudio de la Enfermedad de Behçet (1990).[29]

provenían de Irán, Turquía y Japón, países donde hay una alta frecuencia de positividad en la prueba de la patergia, que pierde validez como criterio diagnóstico. En esta clasificación se establece la obligatoriedad de la presencia de úlceras orales para el diagnóstico (véase la tabla 5).[30] A pesar de ser la manifestación más frecuente y que suele encontrarse desde el inicio de la enfermedad, puede no observarse hasta en un 3 % de los casos. Las formas incompletas serían más difíciles de diagnosticar, en especial en los centros no especializados. Estos criterios, al no incluir determinadas manifestaciones de la enfermedad, tanto frecuentes como infrecuentes, pueden suponer un retraso diagnóstico y terapéutico en formas potencialmente graves. En estas situaciones, los criterios japoneses tienen la ventaja de permitir estratificar grados de probabilidad diagnóstica. Posteriormente se han realizado estudios de validación que sugieren que su precisión es mayor en las poblaciones con baja prevalencia de la enfermedad.[32,33] Por tales motivos, estos criterios han sido relegados a la categoría de clasificatorios en vez de diagnósticos. No obstante, desde su publicación han sido los más utilizados con fines diagnósticos en la práctica clínica en la mayoría de los países.

Para suplir las carencias de estos criterios se desarrollaron otros con fines diagnósticos, como los criterios clásicos iraníes (1993)[10] y sobre todo el algoritmo diagnóstico iraní (1993)[3,10] (véase la figura 1), que ha demostrado una mayor precisión diagnóstica en aquellas poblaciones donde la enfermedad es endémica. En el año 2003, Chang y Kim[33] propusieron una modificación de los criterios del

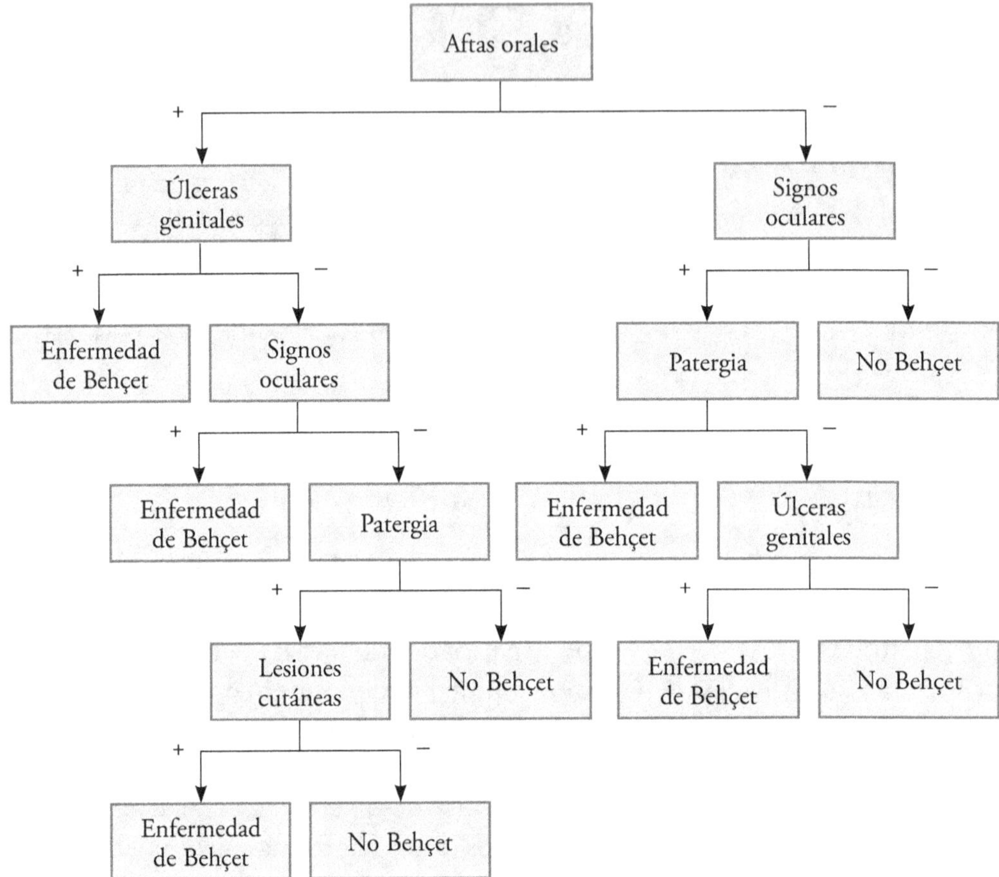

Figura 1. Algoritmo diagnóstico de la enfermedad de Behçet (criterios de Irán, 1993).[3,10]

ISGBD con un sistema de puntuación que daba más peso a las úlceras genitales recurrentes, y que demostró una mayor precisión diagnóstica en la población coreana, en la cual hay una menor prevalencia de patergia positiva y de úlceras orales. Estos criterios modificados, aplicados a un grupo de pacientes coreanos con enfermedad de Behçet, tenían una precisión del 96,3 %, superior a la de los criterios del ISGBD y los criterios japoneses habitualmente usados en Corea. Se observó que los criterios del ISGBD fracasaban para clasificar pacientes que sólo tenían úlceras orales y genitales, pacientes con úlceras intestinales, pacientes que no tenían úlceras orales y pacientes con enfermedad aguda pero menos de tres episodios de úlceras orales en un año. Los criterios japoneses fallaban en pacientes con úlceras orales y genitales exclusivamente, y en pacientes con úlceras orales, lesiones cutáneas y patergia positiva. Se estableció que la enfermedad de Behçet podía ser diagnosticada o clasificada con una puntuación igual o superior a 3, aplicando un baremo que otorgaba 2 puntos a las úlceras genitales recurrentes, mientras que a las úlceras orales, las lesiones cutáneas, las lesiones oculares, las úlceras ileocecales y la positividad de la patergia les daba 1 punto, considerando además la utilidad del HLA-B51 en el diagnóstico o la clasificación. No exigen la obligatoriedad de presentar úlceras orales recurrentes y eliminan la necesidad de que la frecuencia de las recurrencias de las úlceras sea de al menos tres episodios anuales, además de introducir las manifestaciones intestinales. Por otra parte, se da una mayor importancia a las úlceras genitales para evitar el sobrediagnóstico de enfermedad de Behçet.

En el año 2004 se constituyó la Sociedad Internacional para la Enfermedad de Behçet (International Society for Behçet's Disease, ISBD), con la participación de 27 países, entre ellos España, con la intención de crear unos nuevos criterios de consenso que pudieran ser universalmente aplicables. El Grupo Internacional para la Revisión de los Criterios Internacionales para la Enfermedad de Behçet (International Team for the Revision of the International Criteria for Behçet's Disease, ITR-ICBD) presentó en el año 2006 estos criterios en la 12th International Conference on Behçet's Disease, que tuvo lugar en Lisboa[35] (véase la tabla 6). El diagnóstico de enfermedad de Behçet se establece mediante un sistema de puntuación, cuando es igual o superior a 3 puntos. Además de no ser obligatoria la presencia de úlceras orales, en esta clasificación se añaden las manifestaciones vasculares a los criterios del ISGBD. Este criterio se incluía en clasificaciones previas.[26,27]

Muchos de estos criterios incluyen la prueba de la patergia como criterio mayor. Por el contrario, a pesar de tener una sensibilidad cercana al 50 %, con una razón

Aftosis oral	1 punto
Manifestaciones cutáneas	1 punto
Lesiones vasculares	1 punto
Prueba de la patergia positiva	1 punto
Aftosis genital	2 puntos
Lesiones oculares	2 puntos

El diagnóstico se establece con 3 o más puntos

Tabla 6. Criterios de clasificación del International Study Group for Behçet's Disease (2006).[4,35,37]

de riesgo de 5 a 7 veces en los que presentan positividad para el HLA-B5/B51, este criterio no ha sido incluido habitualmente entre los criterios clasificatorios.

Hay estudios que comparan entre sí las distintas clasificaciones. Los criterios establecidos en el año 2006 por el ICBD han sido validados en los países donde la enfermedad es más prevalente,[34,36] comparativamente con las anteriores clasificaciones en sensibilidad, especificidad y precisión diagnóstica. Su sensibilidad es del 96,1 %, la especificidad del 88,7 % y la precisión diagnóstica (calculada como el número de pacientes que cumplen el diagnóstico de enfermedad de Behçet más el número de controles que no cumplen los criterios, multiplicado por 100 y dividido por la suma total de sujetos tanto con enfermedad de Behçet como controles) del 93,8 %, frente al 82,4 %, el 96 % y el 86,7 %, respectivamente, de los criterios del ISGBD aplicados en la cohorte internacional de pacientes. La mayor sensibilidad y el superior poder discriminativo entre los que tienen o no enfermedad de Behçet se ha validado en tres cohortes poblacionales independientes de China, Irán y Alemania (sensibilidad para el ISGBD del 65,4 %, el 78,1 % y el 83,7 %, y para el ICBD del 87 %, el 98,2 % y el 96,5 %, respectivamente; especificidad para el ISGBD del 99,2 %, el 98,8 % y el 89,5 %, y para el ICBD del 94,1 %, el 95,6 % y el 73,7 %, respectivamente; precisión diagnóstica para el ISGBD del 74,2 %, el 85,5 % y el 85,5 %, y para el ICBD del 88,9 %, el 97,3 % y el 89,5 %, respectivamente).[36]

8   Conclusiones

A pesar de los intentos por homogeneizar los criterios para la clasificación o el diagnóstico de la enfermedad de Behçet, aún coexisten varias clasificaciones, fundamentalmente en los países donde la enfermedad es más prevalente. Todas ellas tienen su incertidumbre debido a que las manifestaciones de la enfermedad pueden presentarse en momentos distintos del curso evolutivo. Esto es reflejo de que la enfermedad no es homogénea en su presentación, y traduce el fracaso de cada una de las clasificaciones para satisfacer las demandas del clínico. Los criterios del ISGBD siguen vigentes con fines clasificatorios en la mayoría de los países. No obstante, hoy se consideran los del ICBD como los criterios más eficientes para el diagnóstico de la enfermedad de Behçet, por su mayor sensibilidad y precisión diagnóstica. La clasificación ideal está lejos de conseguirse porque no se conoce perfectamente la fisiopatología ni la etiología de la enfermedad. Hasta que no se disponga de este conocimiento, ninguna clasificación puede reemplazar el adecuado juicio del clínico. Teniendo en cuenta que el tratamiento puede realizarse desde distintas especialidades médicas, es necesario estar familiarizado con las manifestaciones de la enfermedad para llegar a un diagnóstico correcto y un tratamiento precoz.

Siempre han de revisarse y actualizarse los criterios clasificatorios/diagnósticos que aplicamos para enfermedades como la de Behçet, que nos son de ayuda tanto desde el punto de vista epidemiológico como de la práctica clínica. Partiendo de la colaboración internacional, hemos de estar atentos a poder incluir tanto avances en el conocimiento de la enfermedad como en análisis estadísticos de inferencia de los distintos síntomas y pruebas para perfeccionar los criterios diagnósticos. Mientras, los criterios del ICBD del año 2006 son un buen punto de partida, siempre asociados al juicio clínico individualizado, apoyado en claves diagnósticas como las que nos presenta el siguiente capítulo.

Bibliografía

1. Kaneko F, Togashi A, Saito S, Sakuma H, Oyama N, Nakamura K, *et al*. Behçet's disease (Adamantiades-Behçet's disease). Clin Dev Immunol. 2011; 681956 (E-pub 2010 Nov 1).
2. Shimizu T, Ehrlich GE, Inaba G, Hayashi K. Behçet disease (Behçet syndrome). Sem Arthritis Rheum. 1979; 8: 223-60.
3. Graña J. Aspectos clínicos novedosos en la enfermedad de Behçet. Reumatol Clin. 2008; 4: 50-5.
4. Davatchi F, Shahram F, Chams-Davatchi C, Shams H, Nadji A, Akhlaghi M, *et al*. Behçet's disease: from East to West. Clin Rheumatol. 2010; 29: 823-33.
5. Davatchi F, Shahram F, Chams-Davatchi C, Shams H, Nadji A, Akhlaghi M, *et al*. Behçet's disease in Iran: analysis of 6500 cases. Int J Rheum Dis. 2010; 13: 367-73.
6. Ricart JM, Todolí J, Vilata JJ, Calvo J, Román J, Santaolaria M, *et al*. Enfermedad de Behçet: estudio de 74 pacientes. Med Clin (Barc). 2006; 127: 496-9.
7. Peñafiel Burkhardt R, Callejas Rubio JL, Jiménez Alonso JF, Ortego Centeno N. Enfermedad de Behçet en España. Med Clin (Barc). 2007; 128: 717.
8. Sakane T, Takeno M, Suzuki N, Inaba G. Behçet's disease. N Engl J Med. 1999; 341: 1284-91.
9. Yazici H, Fresko I, Yurdakul S. Behçet's syndrome: disease manifestations, management, and advances in treatment. Nat Clin Pract Rheumatol. 2007; 3: 148-54.
10. Davatchi F, Shahram F, Chams-Davatchi C, Shams H, Nadji A, Akhlaghi M, *et al*. How to deal with Behçet's disease in daily practice. Int J Rheum Dis. 2010; 13: 105-16.
11. Al-Araji A, Kidd DP. Neuro-Behçet's disease: epidemiology, clinical characteristics, and management. Lancet Neurol. 2009; 8: 192-204.
12. Riera-Mestre A, Martínez-Yelamos S, Martínez-Yelamos A, Ferrer I, Pujol R, Vidaller A. Clinicopathologic features and outcomes of neuro-Behçet disease in Spain: a study of 20 patients. Eur J Intern Med. 2010; 21: 536-41.
13. Erkan D, Yacizi Y, Sanders A, Trost D, Yacizi H. Is Hughes-Stovin syndrome Behçet's disease? Clin Exp Rheumatol. 2004; 22(Suppl 34): S64-8.
14. Khalid U, Saleem T. Hughes-Stovin syndrome. Orphanet J Rare Dis. 2011; 6: 15.
15. Cheon JH, Kim ES, Shin SJ, Kim TI, Lee KM, Kim SM, *et al*. Development and validation of novel diagnostic criteria for intestinal Behçet's disease in Korean patients with ileocolonic ulcers. Am J Gastroenterol. 2009; 104: 2492-9.

16. Shin SJ, Lee SK, Kim TI, Cheon JH, Kim ES, Kim BC, *et al.* Chronological changes in the systemic manifestations of intestinal Behçet's disease and their significance in diagnosis. Int J Colorectal Dis. 2010; 25: 1371-6.

17. De Menthon M, Lavalley MP, Maldini C, Guillevin L, Mahr A. HLA-B51/B5 and the risk of Behçet's disease: a systematic review and meta-analysis of case-control genetic association studies. Arthritis Rheum. 2009; 61: 1287-96.

18. Ozden MG, Bek Y, Aydin F, Senturk N, Canturk T, Turanli AY. Different application techniques of pathergy testing among dermatologists. J Eur Acad Dermatol Venereol. 2010; 24: 1240-2.

19. Varol A, Seifert O, Anderson CD. The skin pathergy test: innately useful? Arch Dermatol Res. 2010; 302: 155-68.

20. Graña Gil J, Sánchez Meizoso MO. Criterios diagnósticos y diagnóstico diferencial de la enfermedad de Behçet. Rev Clin Esp. 2002; 201: 20-3.

21. Zouboulis CC, Keitel W. A historical review of early descriptions of Adamantiades-Behçet's disease. J Invest Dermatol. 2002; 119: 201-5.

22. Adamantiades B. Sur un cas d'iritis a hypopion récidivant. Ann Ocul (Paris). 1931; 168: 271-4.

23. Dascalopoulos N. Sur deux cas d'uvéite récidivante. Ann Ocul (Paris). 1932; 169: 387-93.

24. Curth HO. Recurrent genito-oral aphthosis and uveitis with hypopyon (Behçet's syndrome). Report of two cases. Arch Derm Syphilol. 1946; 54: 179-96.

25. Hewitt J, Escande JP, Lauret P, Perlemuter L. Critères de prévision du syndrome de Behçet. Bull Soc Fr Dermatol Syphiligr. 1969; 76: 565-8.

26. Hewitt J, Escande JP, Manesse S. Révision des critères diagnostiques du syndrome de Behçet. Press Med. 1971; 79: 901.

27. Mason RM, Barnes CG. Behçet's syndrome with arthritis. Ann Rheum Dis. 1969; 28: 95-103.

28. O'Duffy JD. Suggested criteria for diagnosis of Behçet's disease. J Rheumatol. 1974; 1 (Suppl 1): S18.

29. International Study Group for Behçet's Disease. Criteria for diagnosis of Behçet's disease. Lancet. 1990; 335: 1078-80.

30. Lee S. Diagnostic criteria of Behçet's disease: problems and suggestions. Yonsei Med J. 1997; 38: 365-9.

31. International Study Group for Behçet's Disease. Evaluation of diagnostic ('classification') criteria in Behçet's disease – towards internationally agreed criteria. Br J Rheumatol. 1992; 31: 299-308.

32. Barnes CG. Behçet's syndrome-classification criteria. Ann Med Interne (Paris). 1999; 150: 477-82.

33. Chang HK, Kim SY. Survey and validation of the criteria for Behçet's disease recently used in Korea: a suggestion for modification of the International Study Group criteria. J Korean Med Sci. 2003; 18: 88-92.

34. Chang HK, Lee SS, Bai HJ, Lee YW, Yoon BY, Lee CH, *et al.* Validation of the classification criteria commonly used in Korea and a modified set of preliminary criteria for Behçet's disease: a multi-center study. Clin Exp Rheumatol. 2004; 22 (Suppl 34): S21-6.

35. International Team for the Revision of the International Criteria for Behçet's Disease. Evaluation of the International Criteria for Behçet's disease (ICBD). Clin Exp Rheumatol. 2006; 24(Suppl 42): S13.

36. Davatchi F, Sadeghi Abdollahi B, Shahram F, Nadji A, Chams-Davatchi C, Shams H, *et al.* Validation of the International Criteria for Behçet's disease (ICBD) in Iran. Int J Rheum Dis. 2010; 13: 55-60.

37. Davatchi F. Diagnosis/classification criteria for Behçet's disease. Patholog Res Int. 2012; 607921 (Epub 2011 sep 27).

Capítulo 3

Claves diagnósticas en la enfermedad de Behçet

X. Solanich,[1] G. Sais,[2] A. Riera,[1] S. Martínez-Yélamos,[3]
O. Garcia Garcia,[4] A. Vidaller[1]

[1] Servicio de Medicina Interna
Hospital Universitari de Bellvitge
L'Hospitalet de Llobregat (Barcelona)

[2] Servicio de Dermatología
Consorci Sanitari de Mataró
Mataró (Barcelona)

[3] Servicio de Neurología
Hospital Universitari de Bellvitge
L'Hospitalet de Llobregat (Barcelona)

[4] Servicio de Oftalmología
Hospital Universitari de Bellvitge
L'Hospitalet de Llobregat (Barcelona)

Dirección para correspondencia
Dr. Antonio Vidaller Palacín
avidaller@bellvitgehospital.cat

Sinopsis

En la enfermedad de Behçet, sólo la unión de datos clínicos y patológicos puede llevar a un diagnóstico definitivo. No disponemos de exploraciones complementarias patognomónicas ni hay hallazgos anatomopatológicos específicos que confirmen el diagnóstico. Por ello, si se observa cualquiera de las manifestaciones características de esta enfermedad, debe interrogarse y explorarse al paciente en busca de otras alteraciones que permitan establecer el diagnóstico. Debemos sospechar enfermedad de Behçet ante un adulto joven que presenta aftas bipolares de repetición y uveítis. Sin embargo, es una afección heterogénea, con gran riqueza semiológica, que presenta características propias tanto de enfermedades autoinflamatorias como autoinmunes. En algunos casos las manifestaciones sistémicas son el primer síntoma, lo cual dificulta el diagnóstico. Debemos conocer estas manifestaciones sistémicas y realizar una anamnesis dirigida, para poder diferenciar la enfermedad de Behçet de las numerosas afecciones con que puede confundirse. En este capítulo nos centraremos en algunas manifestaciones típicas de la enfermedad de Behçet que pueden ser clave para su diagnóstico, así como en sus diferencias respecto a otras.

Introducción

La enfermedad de Behçet es una enfermedad inflamatoria multisistémica de evolución crónica en forma de brotes, y su clasificación ha sido tema de debate desde que fue descrita. Al igual que algunas espondiloartropatías, la enfermedad de Behçet se asocia con el complejo mayor de histocompatibilidad (HLA) de clase I. Se produce daño en el endotelio vascular con fenómenos de vasculitis o trombosis, o ambos, por lo que se ha clasificado como una vasculitis. También se ha asociado al grupo de enfermedades autoinflamatorias, sobre todo por algunas similitudes con la fiebre mediterránea familiar.[1] Así, la enfermedad de Behçet es una afección heterogénea que presenta características propias tanto de enfermedades autoinflamatorias como autoinmunes.[2] Su diagnóstico diferencial es amplio y requiere un gran conocimiento tanto de ella como de aquellas otras enfermedades con que puede confundirse (véase la tabla 1).[3]

En la enfermedad de Behçet sólo la unión de datos clínicos y patológicos puede llevar a un diagnóstico definitivo. Los criterios diagnósticos que se han establecido son de utilidad.[4] No se dispone de exploraciones complementarias ni hay hallazgos anatomopatológicos que confirmen el diagnóstico. En sangre pueden encontrarse algunas alteraciones inespecíficas, como una elevación de los parámetros de inflamación (proteína C reactiva y velocidad de sedimentación globular), aunque típicamente de forma poco intensa, o anemia y leucocitosis de leve a moderada.

Si el clínico observa cualquiera de las manifestaciones características de esta enfermedad, debe interrogar y explorar al paciente en busca de otras alteraciones que permitan establecer el diagnóstico. Habitualmente se manifiesta en la tercera década de la vida y rara vez antes de la pubertad o después de los 50 años de edad. Es más frecuente en los individuos de la cuenca mediterránea y de Oriente (antigua ruta de la seda) con HLA-B5(B51), lo que sugiere una base genética. Los

Enfermedad inflamatoria intestinal	Síndrome de Vogt-Koyanagi-Harada
Enfermedad celíaca	Sífilis
Artritis reactiva	Infección por herpes simple
Espondiloartropatías seronegativas	Enfermedades ampollosas de la piel
Sarcoidosis	Síndrome de Stevens-Johnson
Esclerosis múltiple	Estomatitis recurrentes
Lupus eritematoso sistémico	Linfoma
Enfermedad mixta del tejido conectivo	Enfermedad de Eales
Síndrome de Sweet	

Tabla 1. Diagnóstico diferencial de la enfermedad de Behçet.[5]

síntomas clásicos son las úlceras bipolares con uveítis. Además, se observa cierta variabilidad clínica dependiendo del área geográfica del paciente.[5] En algunos casos, las manifestaciones sistémicas son el primer síntoma de la enfermedad, lo cual dificulta el diagnóstico. A continuación describiremos las manifestaciones típicas de la enfermedad de Behçet y algunas diferencias respecto a varias afecciones con las que puede confundirse.

1   Síntomas constitucionales

Suele cursar con síntomas inespecíficos, como malestar general o debilidad. Además, es frecuente la pérdida de peso y también puede ser causa de fiebre prolongada. En cambio, debemos dudar del diagnóstico de enfermedad de Behçet si predominan las adenopatías.

2   Úlceras orales y genitales

La característica principal e imprescindible para pensar en esta enfermedad es la presencia de aftas recidivantes, que histológicamente son inespecíficas.

Las úlceras orales suelen ser muy dolorosas, bien delimitadas, con bordes critematosos redondeados o en relieve, y con base necrótica de color amarillo grisáceo. Habitualmente desaparecen sin dejar cicatriz en menos de 3 semanas. Su diferenciación de otras causas de aftosis recurrente es difícil, aunque quizás en la enfermedad de Behçet las aftas confluyen con más frecuencia y se limitan a la cara interna de las mejillas, los labios, los bordes de la lengua y la orofaringe. En cambio, las aftas en el paladar duro y en el dorso de la lengua son infrecuentes, por lo que debemos descartar otros procesos como la estomatitis herpética o aftosa recurrente simple, un déficit de vitamina B12 o de hierro, la enfermedad inflamatoria intestinal, la artritis reactiva, el cáncer oral o el síndrome de Stevens-Johnson.[6-8] Al contrario que en otras enfermedades autoinmunes en que aparecen con frecuencia úlceras orales, como el lupus o la enfermedad mixta, la enfermedad de Behçet es más frecuente en los hombres, los autoanticuerpos son muy poco habituales (factor reumatoide, anticuerpos antinucleares, anticuerpos anticitoplasma del neutrófilo y anticuerpos antifosfolípido) y no presenta manifestaciones clínicas características de conectivopatías como fenómeno de Raynaud, nefritis, neumonitis, etc.

Úlceras orogenitales recurrentes	Úlceras orales recurrentes con úlceras genitales poco frecuentes
Aftosis complex	Estomatitis oral recurrente
Artritis reactiva	Lupus eritematoso sistémico
Enfermedad de Crohn	Colitis ulcerosa
Síndrome de Sweet	Enfermedad celíaca
Eritema multiforme	Déficit de hierro, de vitamina B12 y de ácido fólico
Enfermedades ampollosas de la piel	
Liquen plano	Síndrome de artritis piogénica estéril, pioderma gangrenoso y acné (PAPA)
Eritema fijo medicamentoso	
Citomegalovirus (en inmunodeprimidos)	Síndrome periódico asociado al receptor del factor de necrosis tumoral (TRAPS)
Virus herpes simple	
Antiinflamatorios no esteroideos	Virus de la inmunodeficiencia humana
Úlceras orales y genitales con inflamación del cartílago (MAGIC)	Varicela
	Enfermedad de mano-pie-boca
Neutropenia cíclica	Bisfosfonatos
Linfoma	

MAGIC: *mouth and genital ulcers with inflamed cartilage;* PAPA: *pyogenic arthritis, pyoderma gangrenosum and acne;* TRAPS: *tumor necrosis factor receptor associated periodic syndrome.*

Tabla 2. Causas de úlceras orales y orogenitales recurrentes.[6]

Las úlceras genitales (que aparecen en un 57 % a un 93 % de los casos) son más específicas de la enfermedad de Behçet, pero el diagnóstico diferencial sigue siendo amplio (véase la tabla 2).[7] Suelen localizarse en el escroto (con muy poca frecuencia lo hacen en el pene), y en la mujer en la vulva o la vagina, o en ambas. Son dolorosas y más profundas que las úlceras orales, por lo que acostumbran a dejar cicatriz, lo cual puede ser de utilidad diagnóstica en ausencia de úlceras activas. Además, puede haber afectación perineal.

Hay que preguntar específicamente por la presencia de aftas genitales, pues a menudo el paciente no lo refiere de manera espontánea.

3 Afectación cutánea

La mayoría (un 70 % a 80 %) de los pacientes presenta algún tipo de afectación cutánea, que habitualmente es útil para diagnosticar la enfermedad de Behçet. Las manifestaciones más comunes son las lesiones papulopustulosas, la pseudofoliculitis, los nódulos acneiformes, las lesiones tipo pioderma gangrenoso y las placas inflamatorias similares a las del síndrome de Sweet. La histopatología es inespecífica, pero en algunas lesiones de púrpura palpable ha podido demostrarse vasculitis de vasos subcutáneos. También se han descrito lesiones de tipo eritema nudoso, con alguna diferencia respecto al eritema nudoso idiopático, como la afectación septal y perilobulillar con edema e infiltrado preferentemente linfocitario con alguna área de vasculitis, depósitos de fibrina y trombos en vénulas, sin evolucionar a paniculitis septal granulomatosa.[9-11] El test de la patergia es positivo en más del 60 % de los pacientes de Oriente Medio, pero sólo en un 5 % de los de raza caucásica, por lo que no suele ser útil en nuestro medio.

Ante lesiones cutáneas con sospecha de enfermedad de Behçet se recomienda encarecidamente realizar una biopsia cutánea para demostrar vasculitis, que apoyaría el diagnóstico de enfermedad de Behçet.

4 Afectación articular

Suelen aparecer artralgias o artritis (40 % a 50 % de los casos) durante algún momento de la evolución, e incluso puede ser el síntoma inicial en aproximadamente el 20 % de los pacientes.[12] En general la afectación es oligoarticular, asimétrica, no erosiva y de grandes articulaciones (rodillas, muñecas y codos). Este tipo de afectación se observa también en la artritis reactiva y en las artritis enteropáticas (enfermedad inflamatoria intestinal, enfermedad de Whipple, celiaquía, colitis colágena y artritis asociada a anastomosis intestinal), pero de manera típica en la enfermedad de Behçet no se afectan las articulaciones sacroilíacas. Las lesiones acneiformes se asocian a unas mayores frecuencia y gravedad de afectación articular.

5 Afectación ocular

La afectación ocular aparece en el curso de la enfermedad en aproximadamente el 50 % al 85 % de los pacientes, y sin duda es una de las manifestaciones más invalidantes.

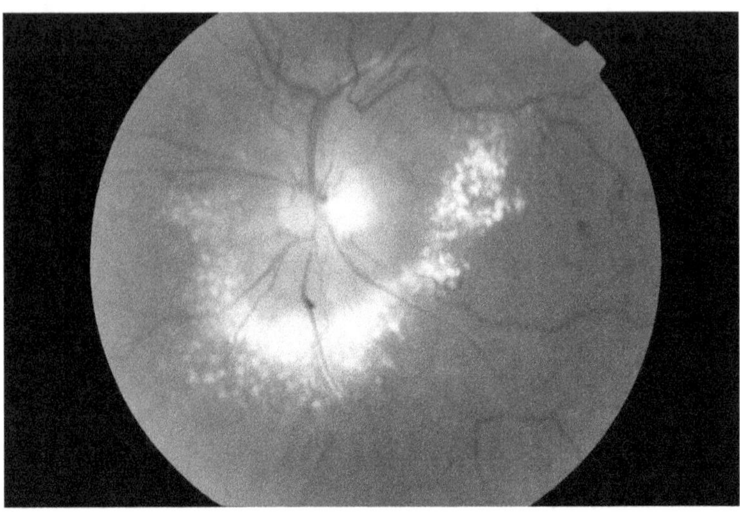

Figura 1. Inflamación del nervio óptico que da lugar a hiperemia y pérdida de los márgenes del disco óptico. También se observa vasculitis retiniana con isquemia secundaria.

Puede ser el síntoma inicial en el 10 % al 20 % de los pacientes. Debemos pensar en enfermedad de Behçet sobre todo en caso de uveítis anterior aguda unilateral, que es la forma inicial de presentación ocular más habitual. Se ha descrito hipopion como signo clásico de la enfermedad de Behçet, pero puede aparecer en otras uveítis anteriores. Hasta en el 75 % de los casos progresa a panuveítis no granulomatosa bilateral crónica recidivante, que puede dejar secuelas importantes en los segmentos anterior (sinequias, glaucoma, catarata) y posterior (edema macular, neovascularización, atrofia de retina o de nervio óptico, ceguera). También debemos considerar la enfermedad de Behçet ante una vasculitis necrotizante retiniana y en la trombosis de venas retinianas[13] (véase la figura 1). Menos frecuentes son la conjuntivitis, el síndrome seco, la epiescleritis, la escleritis, la queratitis con o sin úlceras corneales, y la parálisis de los músculos extraoculares.[14]

Debe sospecharse enfermedad de Behçet ante una trombosis venosa retiniana de causa no aclarada, y sobre todo en presencia de vasculitis arterial y venosa retinianas simultáneamente, aunque no se cumplan otros criterios de enfermedad de Behçet.

6   Afectación vascular

La afectación vascular consiste en trombosis y aneurismas arteriales. Tiene una prevalencia del 7 % al 50 % y en ocasiones puede ser la manifestación inicial de la enfermedad de Behçet, lo cual dificulta el diagnóstico.[15]

La enfermedad de Behçet tiene la peculiaridad de ser la única enfermedad que, a pesar de ser considerada como una vasculitis, puede afectar a arterias y venas de todos los calibres (grande, mediano y pequeño). Los síntomas dependen de la localización de la afectación vascular.

Es más habitual la trombosis venosa superficial que la profunda. Se ha descrito trombosis en la vena cava, las venas cerebrales, las venas de los miembros superiores, las venas suprahepáticas y más raramente en las venas renales, la vena porta y trombosis intracardiaca. En la enfermedad de Behçet los trombos presentan cierta inflamación vascular, con disfunción endotelial que los adhiere a la pared del vaso (véase la figura 2), lo que podría explicar que muy pocas veces se produzca una tromboembolia pulmonar.[16] Los estudios de riesgo trombótico no han documentado ninguna anomalía que justifique las trombosis.[17] Además, los pacientes pueden presentar oclusiones o aneurimas en cualquier localización arterial,[18] aunque los pulmonares son los más frecuentes (véase la figura 3).

Respecto al tratamiento, es controvertido el uso de anticoagulación. Nuestra recomendación es administrar un inmunosupresor de acuerdo con las guías terapéuticas, añadiendo anticoagulación siempre y cuando se haya descartado previamente la existencia de aneurismas en otros territorios.

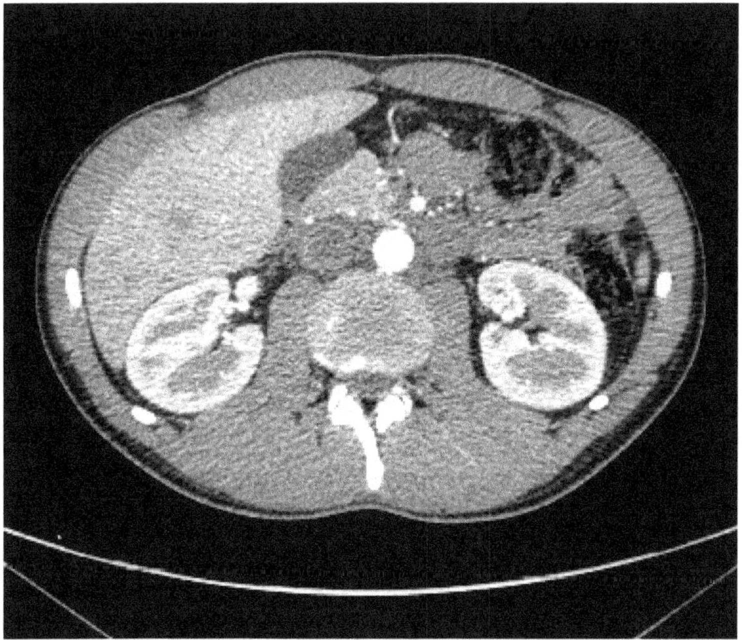

Figura 2. Trombosis en la vena cava inferior con cierta reacción inflamatoria alrededor del trombo.

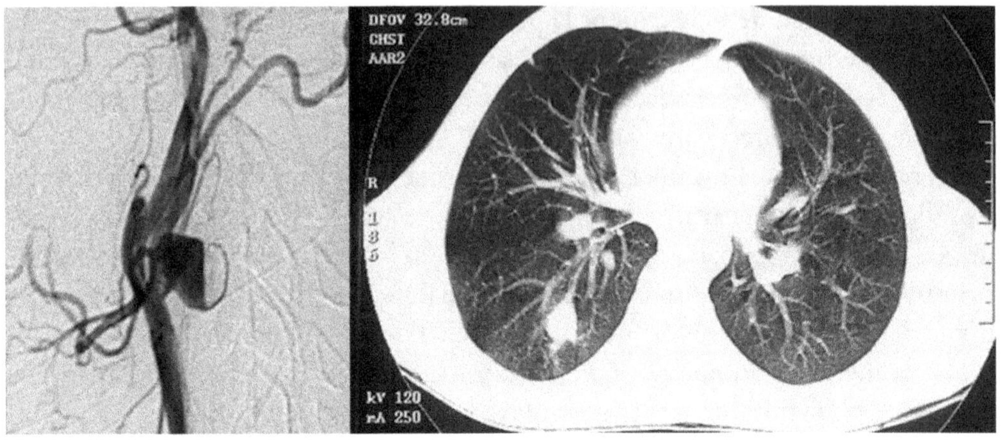

*Figura 3. Aneurisma en la arteria carótida común, que producía síncopes de repetición,
y aneurismas de arterias pulmonares con clínica de hemoptisis menor
en el mismo paciente.*

Se sospechará enfermedad de Behçet en caso de detectar:

- Tromboflebitis recidivantes en pacientes jóvenes.
- Trombosis de causa no aclarada en hombres jóvenes.
- Trombosis y aneurismas arteriales simultáneos.
- Trombosis de localizaciones atípicas y graves: vena cava, venas suprahepáticas (síndrome de Budd-Chiari) y senos cerebrales.

7 Afectación neurológica

Se observa en un 5 % a un 10 % de los pacientes con enfermedad de Behçet y confiere peor pronóstico. Según nuestra experiencia, ésta puede ser la manifestación que lleve al paciente a la consulta, pero antes o de manera simultánea presenta aftas bipolares u otras manifestaciones que permiten el diagnóstico sindrómico. Los síntomas neurológicos tienen un curso crónico, con exacerbaciones y remisiones.[19] Típicamente, las recidivas neurológicas suelen ser en el mismo territorio. La afectación neurológica puede desencadenar una discapacidad permanente, y llevar a una demencia en el 30 % de los casos.[20]

La forma de presentación neurológica más frecuente es la parenquimatosa (80 % de los pacientes), que suele afectar al tronco del encéfalo, la médula espinal o los ganglios basales. Clínicamente se expresa en forma de déficit motor, hiperreflexia, ataxia, parálisis de pares craneales, cefalea, afectación de los esfínteres, impotencia o alteraciones del comportamiento. La resonancia magnética (RM) permite observar lesiones hiperintensas en T2, únicas e irregulares, que pueden asociar efecto masa y captación en anillo (véase la figura 4). El examen del líquido cefalorraquídeo (LCR) suele mostrar pleocitosis mixta, proteinorraquia y elevación de la inmunoglobulina G. No se encuentran bandas monoclonales ni anticuerpos frente a la mielina. Se ha descrito una variante desmielinizante, con RM y LCR normales (excepto proteinorraquia), que conduce a un deterioro cognitivo progresivo y finalmente a la demencia.[21]

Menos frecuente es la afectación no parenquimatosa (20 % de los pacientes),[22] que en general es menos grave que la parenquimatosa. Se ha descrito trombosis de senos, meningitis aséptica, hipertensión intracraneal benigna, aneurismas en las arterias cerebrales o carotídeas, y casos aislados de vasculitis de arterias del sistema nervioso central.

Todas las alteraciones del sistema nervioso descritas son inespecíficas y pueden observarse en otras enfermedades, como el linfoma cerebral, la esclerosis múltiple,

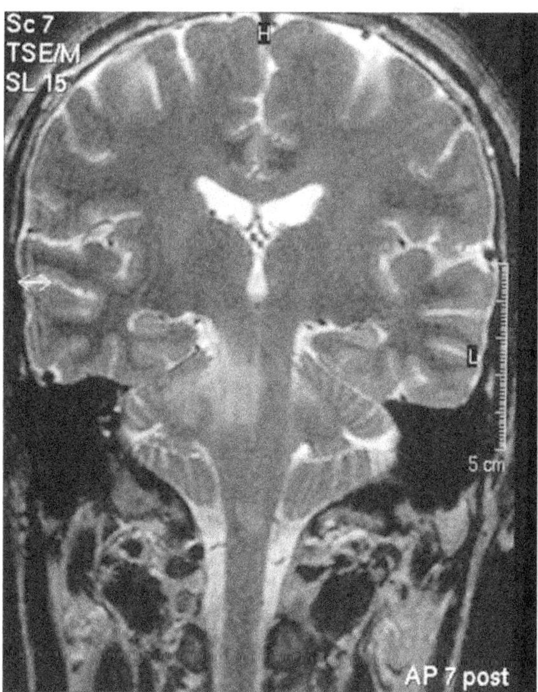

Figura 4. Resonancia magnética que muestra una lesión
hiperintensa en T2 en el tronco del encéfalo.

infecciones por *Listeria* o tuberculosis, síndromes paraneoplásicos, etc.[23] Por este motivo, la presencia de otros síntomas de enfermedad de Behçet puede ser clave para el diagnóstico. Al contrario que en otras vasculitis, es poco frecuente la neuropatía periférica. Tampoco es habitual la miopatía.

En nuestra experiencia, no se ha detectado vasculitis en ninguna biopsia cerebral.

En la enfermedad de Behçet neurológica recidivante la afectación suele ocurrir en el mismo territorio y con clínica similar.

8   Afectación intestinal

La enfermedad de Behçet puede presentar úlceras (5 % a 20 % de los pacientes) en cualquier localización de la mucosa intestinal, sobre todo en el ilion terminal, el ciego y el colon. Esto se traduce clínicamente como disfagia, epigastralgia, dolor abdominal de tipo cólico, sangrados digestivos y diarrea.[24] La afectación hepática puede ser en forma de síndrome de Bud-Chiari.[25]

La enfermedad de Behçet puede confundirse con la enfermedad inflamatoria intestinal, sobre todo si se acompaña de manifestaciones extraintestinales. Ambas pueden tener manifestaciones clínicas comunes, como la afectación cutánea (eritema nudoso, pioderma gangrenoso, síndrome de Sweet), la artropatía periférica asimétrica no erosiva de grandes articulaciones y la uveítis anterior recidivante. Ésta última suele ser leve en la enfermedad inflamatoria intestinal, a diferencia de lo que ocurre en la enfermedad de Behçet. La presencia de anticuerpos anticitoplasma del neutrófilo con patrón perinuclear y de anticuerpos contra *Saccharomyces cerevisiae,* que son frecuentes en la colitis ulcerosa y en la enfermedad de Crohn, respectivamente, puede ayudar en el diagnóstico diferencial. Además, la enfermedad de Behçet no suele asociarse a espondiloartropatía y puede mostrar una gran variedad de manifestaciones sistémicas (neurológicas, vasculares...) que no suelen observarse en la enfermedad inflamatoria intestinal.

9   Otras manifestaciones

Aproximadamente el 5 % de los pacientes presenta salpingitis u orquiepididimitis. Rara vez se observa glomerulonefritis, con microhematuria o proteinuria. Se ha descrito amiloidosis secundaria (tipo AA) de forma ocasional.

Bibliografía

1. Espinosa G, Arostegui JI, Plaza S, Rius J, Cervera R, Yagüe J, *et al*. Behçet's disease and hereditary periodic fever syndromes: casual association or causal relationship? Clin Exp Rheumatol. 2005; 23(4 Suppl 38): 64-6.
2. McGonagle D, McDermott MF. A proposed classification of the immunological diseases. PLoS Med. 2006; 3: 297.
3. Mendes D, Correia M, Barbedo M, Vaio T, Mota M, Gonçalves O, *et al*. Behçet's disease – a contemporary review. J Autoimmun. 2009; 32: 178-88.
4. International Study Group of Behçet's disease. Criteria for diagnosis of Behçet disease. Lancet. 1990; 335: 1078-80.
5. Yazici H, Fresko I, Yurdakul S. Behçet's syndrome: disease manifestations, management, and advances in treatment. Nat Clin Pract Rheumatol. 2007; 3: 148-55.
6. Keogan MT. Clinical immunology review series: an approach to the patient with recurrent orogenital ulceration, including Behçet's syndrome. Clin Exp Immunol. 2009; 156: 1-11.
7. Main DM, Chamberlain MA. Clinical differentiation of oral ulceration in Behçet disease. Br J Rheumatol. 1992; 31: 767-70.
8. Oh SH, Han EC, Lee JH, Bang D. Comparison of the clinical features of recurrent aphthous stomatitis and Behçet's disease. Clin Exp Dermatol. 2009; 34: 208-12.
9. Balabanova M, Calamia KT, Perniciaro C, O'Duffy JD. A study of the cutaneous manifestations of Behçet's disease in patients from the United States. J Am Acad Dermatol. 1999; 41: 540-5.
10. Alpsoy E, Uzun S, Azman A, Alpaslan Acar M, Memisoglu HR, Basaran E. Histologic and immunofluorescence findings of non-follicular papulo pustular lesions in patients with Behçet's disease. J Eur Acad Dermatol Venereol. 2003; 17: 521-4.
11. Chun SI, Su WP, Lee S. Histopathologic study of cutaneous lesions in Behçet's syndrome. J Dermatol. 1990; 17: 333-41.
12. Benamour S, Zeroual B, Alaoui FZ. Joint manifestations in Behçet's disease. A review of 340 cases. Rev Rheum Engl Ed. 1998; 65: 299-307.
13. Deuter CM, Kötter I, Wallace GR, Murray PI, Stübiger N, Zierhut M. Behçet's disease: ocular effects and treatment. Prog Retin Eye Res. 2008; 27: 111-36.
14. Tugal-Tutkun I, Onal S, Altan-Yaycioglu R, Huseyin Altunbas H, Urgancioglu M. Uveitis in Behçet disease: an analysis of 880 patients. Am J Ophthalmol. 2004; 138: 373-80.
15. Koç Y, Güllü I, Akpek G, Akpolat T, Kansu E, Kiraz S, *et al*. Vascular involvement in Behçet's disease. J Rheumatol. 1992; 19: 402-10.
16. Hamuryudan V, Yurdakul S, Moral F, Numan F, Tüzün H, Tüzüner N, et al. Pulmonary arterial aneurysms in Behçet's syndrome. Br J Rheumatol. 1994; 33: 48-51.
17. Espinosa G, Font J, Tàssies D, Vidaller A, Deulofeu R, López-Soto A, *et al*. Vascular involvement in Behçet's disease: relation with thrombophilic factors, coagulation activation, and thrombomodulin. Am J Med. 2002; 112(1): 37-43.
18. Calamia KT, Schirmer M, Melikoglu M. Major vessel involvement in Behçet's disease: an update. Curr Opin Rheumatol. 2011; 23: 24-31.
19. Serdaroğlu P. Behçet's disease and the nervous system. J Neurol. 1998; 245: 197-205.
20. Akman-Demir G, Serdaroglu P, Tasçi B. Clinical patterns of neurological involvement in Behçet's disease: evaluation of 200 patients. The Neuro-Behçet Study Group. Brain. 1999; 122: 2171-82.
21. Diri E, Espinoza LR. Neuro-Behçet's syndrome: differential diagnosis and management. Curr Rheumatol Rep. 2006; 8: 317-22.
22. Riera-Mestre A, Martínez-Yelamos S, Martínez-Yelamos A, Ferrer I, Pujol R, Vidaller A. Clinicopathologic features and outcomes of neuro-Behçet disease in Spain: a study of

20 patients. Eur J Intern Med. 2010; 21: 536-41.

23. Moragas M, Martínez-Yélamos S, Majós C, Fernández-Viladrich P, Rubio F, Arbizu T. Rhombencephalitis: a series of 97 patients. Medicine (Balt). 2011; 90: 256-61.

24. Ebert EC. Gastrointestinal manifestations of Behçet's disease. Dig Dis Sci. 2009; 54: 201-7.

25. Bayraktar Y, Ozaslan E, Van Thiel DH. Gastrointestinal manifestations of Behçet's disease. J Clin Gastroenterol. 2000; 30: 144-54.

Capítulo 4

Manifestaciones oftalmológicas de la enfermedad de Behçet

A. ADÁN,[1] M. MESQUIDA,[2] L. PELEGRÍN[2]

[1] Instituto de Oftalmología
Hospital Clínic de Barcelona
Departamento de Oftalmología
Universidad de Barcelona
Barcelona

[2] Servicio de Oftalmología
Hospital Clínic de Barcelona
Barcelona

Dirección para correspondencia
Dr. Alfredo Adán Civera
amadan@clinic.ub.es

Sinopsis

La uveítis asociada a la enfermedad de Behçet es una de sus manifestaciones clínicas más frecuentes. La afectación ocular suele tener un curso remitente-recurrente. Los numerosos episodios inflamatorios, en función de su gravedad y número, pueden llevar a desarrollar complicaciones que afectan de forma predominante al segmento posterior del globo ocular y, por tanto, pueden causar una grave pérdida de agudeza visual. El pronóstico visual depende de la instauración de un tratamiento intenso y precoz que resuelva la inflamación de forma rápida, para que ésta provoque el mínimo daño estructural, y que mantenga la remisión duradera, reduciendo todo lo posible los brotes inflamatorios. Recientemente, la introducción de fármacos biológicos antagonistas del factor de necrosis tumoral alfa en el tratamiento de la enfermedad de Behçet ocular ha mostrado resultados prometedores por su rapidez de acción y por su capacidad de controlar la inflamación a largo plazo.

Introducción

Las manifestaciones oftalmológicas son las más frecuentes en los pacientes con enfermedad de Behçet después de la aftosis bucal, pues se presentan en un 70 % de los casos.[1] Al mismo tiempo, la afectación ocular es, junto con la neurológica, la manifestación más grave de la enfermedad de Behçet debido a la posibilidad de desarrollar una pérdida visual grave. Las manifestaciones oftalmológicas constituyen el síntoma inicial de la enfermedad en el 10 % al 20 % de los pacientes, y aparecen con mayor frecuencia entre la segunda y la tercera décadas de la vida.[2] La afectación ocular se observa en el 67 % al 75 % de las mujeres y en el 83 % al 95 % de los hombres con enfermedad de Behçet.[2] En general es bilateral, y en los casos unilaterales el ojo adelfo suele afectarse en los dos años siguientes al inicio.[2] La enfermedad inflamatoria ocular tiene un curso recurrente, con brotes explosivos que suelen localizarse en el segmento posterior del globo ocular. En los pacientes jóvenes y en la edad pediátrica la enfermedad suele tener una forma más grave, con una mayor tasa de afectación macular.[3] Por todo ello, el oftalmólogo tiene un papel clave en el diagnóstico y el tratamiento de estos pacientes.

Las manifestaciones oculares se producen por lo general durante los primeros años desde el inicio de la enfermedad;[4] es poco probable que aparezcan pasados más de 5 años. En consecuencia, es muy importante actuar terapéuticamente en esta fase, puesto que la gravedad y las consecuencias están relacionadas con el retraso en la instauración de un correcto tratamiento.

La inflamación ocular en la enfermedad de Behçet suele localizarse en el segmento posterior. La forma típica de afectación es la panuveítis junto con la vasculitis retiniana.

1 Etiopatogenia de la uveítis

El papel de la inmunidad celular, con la secreción de citocinas y quimiocinas, en la etiopatogenia de la uveítis asociada a la enfermedad de Behçet ha sido ampliamente investigado. Ahn *et al.*[5] demostraron una elevación del factor de necrosis tumoral alfa (TNF-α), del interferón gamma (IFN-γ) y de la interleucina 15 (IL-15) en el humor acuoso de pacientes con enfermedad de Behçet y uveítis, así como valores bajos de IL-10 tanto en el humor acuoso como en el suero. Estos autores encontraron una polarización de la respuesta Th1, así como un bajo estado inmunosupresivo, con presencia de células *natural killer* o linfocitos T citotóxicos en el humor acuoso de los pacientes con uveítis asociada a enfermedad de Behçet, lo que sugiere unos mecanismos inmunopatogénicos distintos implicados en la inflamación intraocular activa de la enfermedad de Behçet. Chi *et al.*[6] hallaron valores aumentados de IL-23, IL-17 e IFN-γ en el suero de pacientes con uveítis activa asociada a enfermedad de Behçet, por lo que proponen que la vía IL-23/IL-17, junto con el IFN-γ, se asocian a inflamación intraocular activa en estos pacientes. Jiang *et al.*[7] han observado concentraciones séricas aumentadas de IL-23, IL-27 e IFN-γ en pacientes con enfermedad de Behçet tras cirugía de catarata, y que los valores de IL-27 e IFN-γ se correlacionaban con la actividad inflamatoria intraocular. Otros estudios recientes han comprobado el papel de los linfocitos T reguladores en los pacientes con uveítis asociada a enfermedad de Behçet. Nanke *et al.*[8] hallaron diferencias en el porcentaje de linfocitos T reguladores según si los pacientes con enfermedad de Behçet tenían o no enfermedad ocular, y también hay diferencias significativas entre las formas activas e inactivas de uveítis. Sugita *et al.*[9] utilizaron Foxp3+ como marcador para detectar linfocitos T reguladores, y observaron una baja cifra de células T reguladoras Foxp3+CD4+ en la sangre periférica de los pacientes con uveítis asociada a enfermedad de Behçet. En consecuencia, la cifra de linfocitos T reguladores podría ser un predictor de brote ocular en la enfermedad de Behçet.

La inmunidad humoral también podría estar involucrada en la etiopatogenia de la enfermedad ocular. De Smet *et al.*[10] demostraron la existencia de inmunorreactividad contra estructuras vasculares y oculares, en especial proteínas retinianas como la arrestina visual (S-Ag) y la proteína retinoide unida a interfotorreceptores (IRBP, *interphotoreceptor retinoid-binding protein*).

No está comprobado que en la etiopatogenia de la uveítis asociada a la enfermedad de Behçet desempeñen algún papel la disfunción endotelial y las anormalidades en la coagulación y en la vía fibrinolítica.

2 Formas clínicas de la uveítis asociada a la enfermedad de Behçet

2.1 *Uveítis anterior*

La uveítis anterior es poco frecuente durante el curso de la enfermedad de Behçet y raras veces se presenta de forma aislada. Puede aparecer en formas agudas con un patrón no granulomatoso y con un aspecto de ojo rojo. El hipopion representa la presencia de fibrina en la cámara anterior (véase la figura 1 A) y clásicamente se ha descrito como una manifestación típica de la enfermedad de Behçet. No obstante, el hipopion no es un hallazgo frecuente, ni mucho menos específico, de esta enfermedad, y es más habitual su asociación con otras formas de uveítis anterior aguda, como la ligada a espondiloartropatías HLA-B27 positivas. La uveítis anterior con hipopion en la enfermedad de Behçet suele asociarse a formas de presentación hiperaguda, con afectación concomitante del segmento posterior del globo ocular.

2.2 *Uveítis posterior*

La afectación del segmento posterior es mucho más frecuente y es la forma más grave. El cuadro clínico funduscópico suele ser muy sugestivo de la enfer-

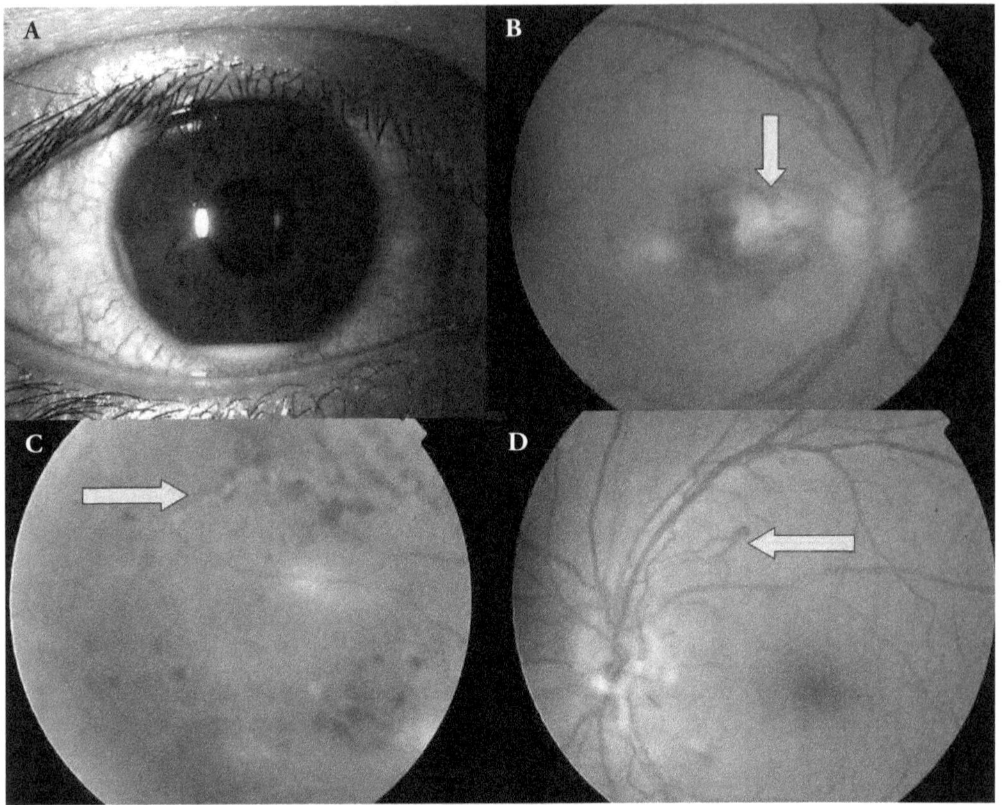

*Figura 1. Manifestaciones oculares de la enfermedad de Behçet. A) Uveítis anterior
con hipopion. Indica la presencia de fibrina en la cámara anterior por uveítis anterior aguda.
B) Uveítis posterior. Foco de necrosis retiniana de localización posterior (flecha), hemorragias
retinianas y células en el vítreo. Esta forma de afectación es grave por la localización
que presenta, afectando a la mácula (área de máxima visión). C) Forma de vasculitis oclusiva.
Se observa vasculitis oclusiva periférica, con periflebitis (flecha), oclusión vascular
y hemorragias periféricas sugestivas de isquemia retiniana periférica. D) Neovasos retinianos
en el disco óptico y la arcada temporal superior (flecha). La neovascularización retiniana
puede provocar una hemorragia vítrea.*

medad de Behçet y en especial de su curso evolutivo. De su reconocimiento temprano y evaluación correcta dependerá el pronóstico visual del paciente a largo plazo. El cuadro retiniano puede cursar con vitritis difusa, hemorragias retinianas, infiltrados retinianos, envainamiento de las venas retinianas y vasculitis oclusiva necrotizante. Puede predominar más el componente inflamatorio o el componente isquémico, pero este último condiciona un peor pronóstico visual, en especial cuando la vasculitis oclusiva se localiza en la mácula o en el nervio óptico.

En función de las manifestaciones clínicas oculares predominantes hay tres cuadros clínicos diferentes que a continuación se comentan.

2.2.1 Forma predominantemente inflamatoria

Es la forma más frecuente de presentación. Se caracteriza por áreas de envainamiento vascular en las vénulas (periflebitis), infiltrados en la retina (retinitis) y células en el vítreo (vitritis) en grado variable. La enfermedad suele ser bilateral, pero asimétrica, y con un curso agudo con fenómenos de inflamación «explosivos». Los infiltrados retinianos se corresponden con áreas de retinitis oclusivas focales, localizadas en las capas internas de la retina, y su aspecto morfológico es similar al que producen cuadros infecciosos intraoculares como la toxoplasmosis o la retinitis herpética, afecciones con las que debe realizarse el diagnóstico diferencial. En estas formas, la pérdida de agudeza visual puede deberse a la localización de las lesiones de retinitis en el área macular (véase la figura 1 B) o al desarrollo de una neuropatía óptica con un mecanismo doble: inflamatorio e isquémico.

2.2.2 Inflamación crónica en forma de uveítis intermedia

Menos frecuente que el cuadro anterior, éste se caracteriza por la presencia de vasculitis retiniana con o sin edema macular y ligera celularidad en el vítreo. Para su correcto diagnóstico y tratamiento, en estos casos es muy importante realizar una angiografía con fluoresceína para valorar el grado de inflamación en los vasos retinianos. En esta forma el patrón de inflamación es crónico, sin brotes agudos. El pronóstico visual es mejor que en la forma de presentación anterior.

2.2.3 Forma de vasculitis isquémica-oclusiva

Se caracteriza por la presencia de vasculitis oclusiva necrotizante, con hemorragias retinianas e isquemia retiniana sectorial. También pueden desarrollarse obstrucciones venosas retinianas, típicamente asociadas a células en la cavidad vítrea (véase la figura 1 C). La isquemia retiniana puede producir neovascularización retiniana, tanto periférica como en el nervio óptico (véase la figura 1 D). En esta forma clínica, la celularidad en el vítreo suele ser menor que en el anterior cuadro descrito. La neovascularización facilita el desarrollo de hemorragia vítrea por sangrado y la formación de membranas que pueden provocar complicaciones, como el desprendimiento de retina, tanto traccional como regmatógeno. De especial gravedad son las formas de presentación con isquemia macular o afectación del nervio óptico de origen isquémico, ya que pueden producir un déficit visual grave desde el inicio de la enfermedad ocular.

En fases finales (si la enfermedad no se ha tratado correctamente) pueden observarse cuadros de atrofia del nervio óptico y atrofia retiniana difusa, con alteraciones del epitelio pigmentario.

3   Pruebas complementarias en la enfermedad de Behçet ocular

3.1 *Angiografía con fluoresceína*

La angiografía con fluoresceína es una prueba complementaria fundamental en la valoración de la actividad inflamatoria, la extensión de las lesiones oculares y la presencia de isquemia retiniana en la enfermedad de Behçet ocular. Por otra parte, permite detectar cambios inflamatorios vasculares, neovascularización y alteraciones subclínicas que no son evidentes en la oftalmoscopia (véase la figura 2 A, B y C). Yu *et al.*[11] estudiaron mediante angiografía con fluoresceína 93 ojos de 69 pacientes con panuveítis asociada a enfermedad de Behçet, y describieron las características clínicas observadas. Los hallazgos angiográficos predominantes fueron la fuga de colorante a través de los vasos retinianos (73,4 %) y la fuga en el área macular (66 %) y en el disco óptico (52,7 %). Estos autores concluyen que la presencia de isquemia retiniana o de neovascularización en el disco óptico en la angiografía con fluoresceína son hallazgos que se asocian a pobre agudeza visual final, inferior a 0,1. La isquemia macular es una complicación infrecuente, aunque grave, que refleja el daño estructural en la enfermedad de Behçet ocular. La presencia de isquemia macular en la angiografía con fluoresceína es un predictor de mal pronóstico visual, ya que esta complicación no revierte a pesar del tratamiento sistémico. En la actualidad se dispone de sistemas de angiografía de campo amplio que nos permiten, con imágenes de 200 grados, observar la periferia de la retina y comprobar la presencia de vasculitis activa retiniana y de isquemia periférica (véase la figura 2 D). En consecuencia, la angiografía con fluoresceína es clave para definir parámetros de actividad inflamatoria y la respuesta al tratamiento.

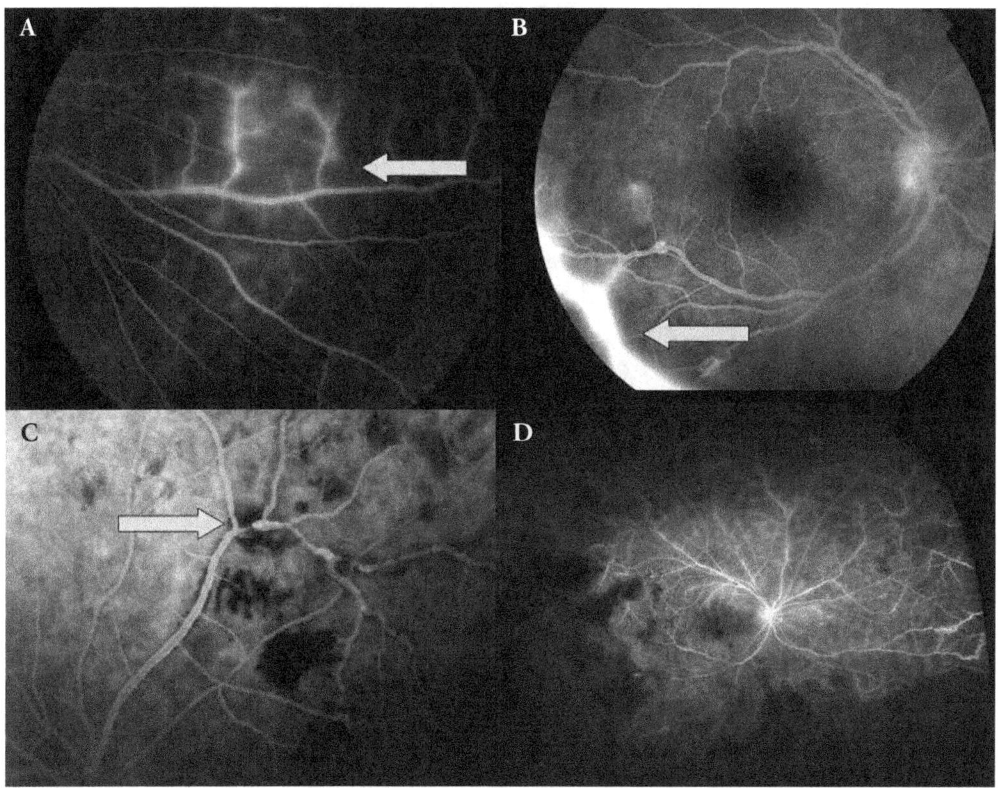

Figura 2. Imágenes de angiografía con fluoresceína en la enfermedad de Behçet ocular. A) Vasculitis retiniana. Se observa fuga del colorante sectorial en los vasos periféricos retinianos (flecha), lo que indica vasculitis activa. B) Neovasos retinianos (flecha) y en el disco óptico. Los neovasos tienen una pared vascular alterada, a través de la cual se fuga el colorante. C) Trombosis venosa en la enfermedad de Behçet. Se observa obstrucción de la vena de la arcada temporal superior, tortuosidad venosa y hemorragias retinianas. D) Imagen de angiografía de campo amplio con sistema Optomap. Puede verse una amplia zona, de 270 grados, de isquemia periférica retiniana.

3.2 Tomografía de coherencia óptica

La tomografía de coherencia óptica (OCT, *optical coherence tomography*) es una exploración complementaria no invasiva y reproducible, con un alto poder de resolución, que nos permite estudiar los cambios estructurales de la mácula. En la uveítis asociada a la enfermedad de Behçet es de especial utilidad para determinar la presencia de edema macular, que es una de las principales causas de pérdida de agudeza visual (véase la figura 3 A y B). Por otra parte, será de gran ayuda para diagnosticar complicaciones vitreorretinianas asociadas a la uveítis, como membrana epirretiniana, desprendimiento seroso retiniano o agujero macular.

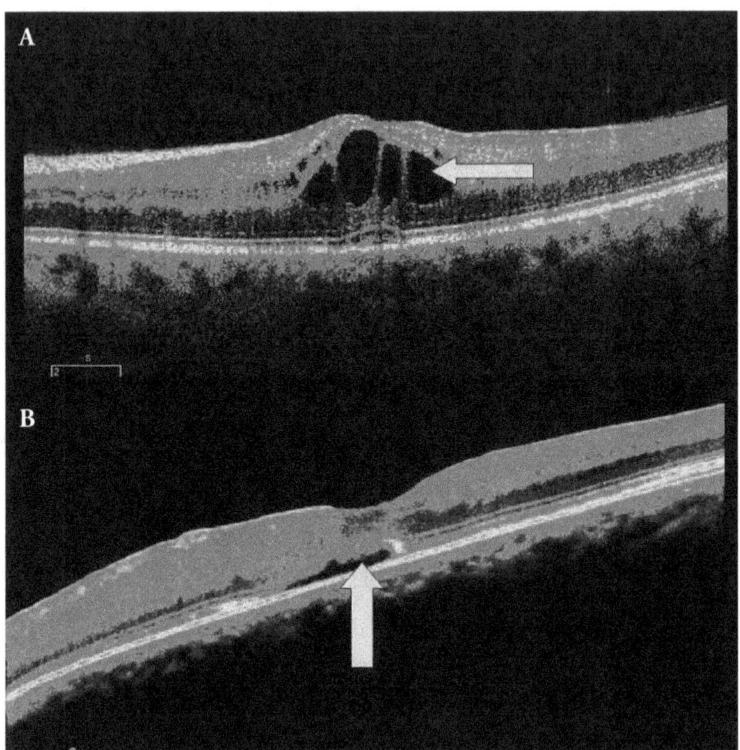

Figura 3. Imágenes de tomografía de coherencia óptica. A) Edema macular quístico en un paciente con uveítis asociada a enfermedad de Behçet (flecha). B) Desprendimiento seroso de la retina a nivel subfoveal que causa engrosamiento y edema macular (flecha).

3.3 Campimetría

La realización de una campimetría computarizada puede estar indicada en casos con vasculitis oclusivas que ocasionen obstrucciones vasculares retinianas sectoriales, ya que nos permitirá realizar un seguimiento adecuado de la pérdida visual correspondiente al área retiniana isquémica.

4 Pronóstico visual y complicaciones oculares

La uveítis secundaria a la enfermedad de Behçet, como ya se ha señalado, puede llevar al desarrollo de complicaciones estructurales ligadas a la recurrencia y a la agresividad de los brotes inflamatorios. No obstante, hay una gran variabilidad interindividual, por factores desconocidos, en cuanto a la gravedad de la inflamación ocular y a la tasa de complicaciones y de pérdida de agudeza visual. La gravedad de la inflamación y la actividad inflamatoria tienden, en general, a disminuir con los años. Puede haber también cierta variabilidad geográfica en cuanto a la gravedad de las lesiones oculares. Así, por ejemplo, en países como Turquía o Japón las reactivaciones oculares se observan hasta en un 70 % de los casos.[2,12] El riesgo de pérdida visual aumenta con el tiempo, y un 25 % de los casos tienen baja agudeza visual en un periodo de 10 años.[2] Un punto de discusión es la mayor gravedad visual en los casos HLA-B51 positivos, hecho que no ha podido comprobarse en varias publicaciones con series amplias de pacientes.[13]

Las complicaciones oculares más graves son las que afectan al segmento posterior, e incluyen edema macular, membrana epirretiniana, desprendimiento de retina, obstrucción venosa retiniana, desarrollo de neovasos retinianos o en el disco óptico, y hemorragia vítrea (véase la tabla 1 y la figura 4 A, B, C y D). El edema macular es la complicación retiniana más frecuente y aparece hasta en un 50 % de los casos.[14] Requiere tratamiento específico, y en ocasiones, en sus formas graves, puede producir un déficit importante de la agudeza visual debido a la evolución hacia un agujero macular por rotura de los quistes retinianos. El desarrollo de neovasos, consecuen-

Localización	Complicación
Segmento anterior	Catarata
	Sinequias posteriores
	Glaucoma
Segmento posterior	Edema macular
	Membrana epirretiniana macular
	Agujero macular
	Desprendimiento de retina (regmatógeno/traccional)
	Neovascularización
	Hemorragia vítrea
	Trombosis venosa
	Atrofia óptica

Tabla 1. Principales complicaciones estructurales de la enfermedad de Behçet ocular.

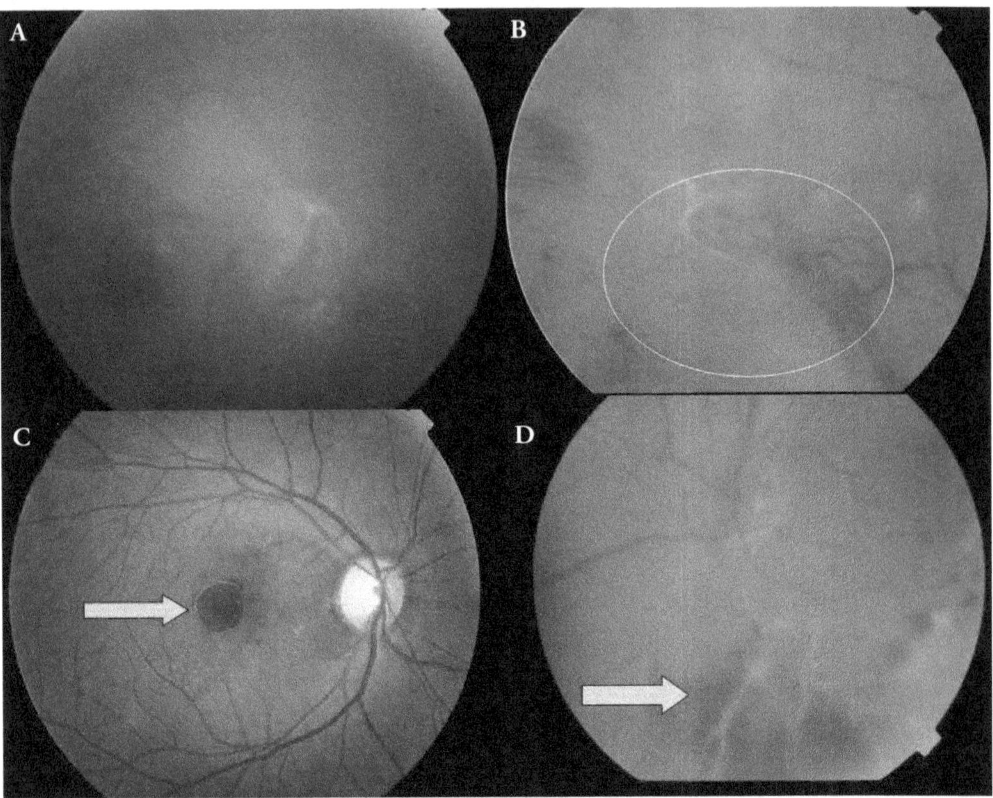

Figura 4. Complicaciones vitreorretinianas en la enfermedad de Behçet ocular. A) Hemorragia vítrea. B) Desprendimiento de retina traccional secundario a neovascularización retiniana (zona marcada con un círculo). C) Agujero macular posterior a un brote inflamatorio macular con necrosis (flecha). D) Trombosis venosa secundaria a vasculitis retiniana (flecha).

cia de la isquemia retiniana, puede ocasionar hemorragias retinianas o desprendimiento de retina traccional. El desprendimiento de retina, cuando se produce, es secundario a la inflamación intraocular y a la presencia de roturas retinianas en las zonas de retinitis. La mayoría de estas complicaciones son subsidiarias de tratamiento quirúrgico mediante cirugía vitreorretiniana de vitrectomía.[15]

En cuanto a las complicaciones en el polo anterior del globo ocular, la catarata es la más frecuente.[16] El uso prolongado de glucocorticoides (tanto tópicos como sistémicos) y la perpetuación del proceso inflamatorio intraocular son los principales factores causantes. El tratamiento quirúrgico se realiza mediante la técnica de facoemulsificación de la catarata e implante de lente intraocular. El glaucoma uveítico es otra de las complicaciones que podemos encontrar en los pacientes con enfermedad de Behçet, y su tratamiento se basa en el uso de fármacos hipotensores tópicos o, si éstos no son suficientes para el control de la tensión ocular, cirugía filtrante. La afectación del nervio óptico es resultado de la vasculitis oclusiva de los vasos que nutren el nervio óptico, y es una complicación grave que causa una importante pérdida de visión y que requiere intensificación del tratamiento sistémico. Otras complicaciones neurooftalmológicas, como las parálisis oculo-motoras, pueden aparecer como consecuencia de la afectación neurológica de la enfermedad de Behçet.[17]

5 Tratamiento de la enfermedad de Behçet ocular

5.1 Objetivos del tratamiento

En el tratamiento de la enfermedad de Behçet ocular debemos considerar, para definir la estrategia a seguir, los siguientes factores: la gravedad de los brotes infla-matorios y el número de brotes que se producen al año. La medicación debe cum-plir dos finalidades: por un lado, tratar el brote agudo de forma rápida, y por otro prevenir la aparición de nuevos episodios inflamatorios. Además, el tratamiento también debe ser efectivo para el control de las manifestaciones extraoculares de la enfermedad.[18]

5.2 Glucocorticoides

5.2.1 Glucocorticoides tópicos

Su uso se limita a los casos de uveítis anterior. La frecuencia de instilación de-penderá de la gravedad de la inflamación en la cámara anterior. Suelen asociarse fármacos ciclopléjicos para evitar la formación de sinequias iridocristalinianas, complicación frecuente que puede desarrollarse en los casos de uveítis anterior.

5.2.2 Glucocorticoides perioculares

Las inyecciones perioculares de glucocorticoides, fundamentalmente de acetónido de triamcinolona,[19] se indican en las formas graves de afectación anterior o en los casos de uveítis intermedias con edema macular y localización unilateral.

5.2.3   Glucocorticoides sistémicos

Los glucocorticoides sistémicos son los fármacos de primera línea para el tratamiento de la enfermedad inflamatoria ocular asociada a enfermedad de Behçet.[20] En casos muy graves con vasculitis oclusiva aguda es recomendable el uso de bolos de metilprednisolona por vía intravenosa (1 g/kg al día, durante 3 días consecutivos) antes de la administración oral.[21] Posteriormente, una vez conseguida la remisión del cuadro ocular, la mayoría de los pacientes requieren un tratamiento de mantenimiento, previa reducción gradual de los glucocorticoides en función de la respuesta terapéutica. La dosis diaria de prednisona no debería ser superior a 10 mg al día. Los glucocorticoides controlan el brote inflamatorio en la mayoría de los casos, pero el problema radica en conseguir un control prolongado de la inflamación también a largo plazo, ya que con frecuencia se desarrolla tolerancia y, además, aparecen efectos adversos indeseables. Por ello, en la mayoría de las ocasiones deben utilizarse fármacos ahorradores de glucocorticoides, como los inmunosupresores, desde el inicio de la enfermedad ocular.

5.3   Fármacos inmunosupresores

El inmunosupresor más utilizado en la uveítis asociada a la enfermedad de Behçet es la ciclosporina A. Nussenblatt *et al.*[22] fueron los primeros en publicar la efectividad de la ciclosporina en el tratamiento de la enfermedad de Behçet ocular. El efecto beneficioso del fármaco estaría relacionado con su acción inhibidora de los linfocitos T, lo cual apoyaría el papel etiopatogénico de éstos en la enfermedad de Behçet. Nuestra tendencia es asociar la ciclosporina a una dosis de 3-5 mg/kg al día desde el inicio de la enfermedad ocular. Es el único inmunosupresor aprobado para el tratamiento de la uveítis en varios países, y es el fármaco inmunosupresor de acción más rápida. En general controla o modula la inflamación, pero no la suprime por completo, por lo que los tratamientos suelen ser muy prolongados y tienden a perder eficacia con el tiempo. El problema radica en la necesidad de mantener el tratamiento con ciclosporina A durante largos periodos de tiempo (5 a 10 años),[23] lo que condiciona la aparición de efectos adversos derivados de la toxicidad del fármaco, como la nefrotoxicidad y la hipertensión arterial, así como efectos secundarios menores, como la hipertricosis y la hipertrofia gingival, que afectan en gran medida la calidad de vida de los pacientes.[24] Una opción alternativa a la ciclosporina A, con un mecanismo de actuación similar, es el tacrólimus.

Este inmunosupresor puede tener una mejor tolerabilidad en cuanto a efectos secundarios, pero la experiencia en el tratamiento de la enfermedad de Behçet ocular es menor.[25]

Los antimetabolitos, como la azatioprina y el metotrexato, también pueden utilizarse, pero su potencia es menor que la de la ciclosporina A.[26,27] La azatioprina, a una dosis de 2,5 mg/kg al día (en general 50-150 mg al día), la prescribimos en asociación con glucocorticoides y ciclosporina A para tener un efecto ahorrador de ambos (triple terapia). El metotrexato tiene una menor eficacia que la azatioprina para el tratamiento de la enfermedad de Behçet ocular.[28]

Los agentes alquilantes ocupan en la actualidad un lugar limitado en el tratamiento de la enfermedad de Behçet ocular. El clorambucilo, a pesar de su potente acción inmunosupresora, no se utiliza por su alta toxicidad, y la ciclofosfamida en forma de bolo intravenoso se reserva para los casos de Behçet neurológico.[29]

5.4 Fármacos biológicos

5.4.1 Fármacos antifactor de necrosis tumoral alfa

A pesar del tratamiento intenso con inmunosupresores, el pronóstico visual de la enfermedad de Behçet ocular era malo, ya que en algunas series se ha comunicado hasta un 20 % de ojos con pérdida de visión grave (inferior a 0,1) a largo plazo. Recientemente, los fármacos biológicos, en particular los antagonistas del TNF-α, se han introducido en el tratamiento de la enfermedad de Behçet ocular con resultados muy prometedores.[30] Su beneficio terapéutico se debe a la presencia de TNF-α, tanto sistémico como intraocular, que se observa en diversas enfermedades autoinmunes inflamatorias, incluyendo la uveítis. Hay numerosos artículos científicos que apoyan la hipótesis del importante papel que desempeña el TNF-α en la actividad de las uveítis; se ha visto que las concentraciones séricas de TNF-α se correlacionan con el estado de la enfermedad, y asimismo cada vez hay más evidencia del éxito terapéutico de los fármacos anti-TNF-α en el tratamiento de las uveítis no infecciosas.[31,32] Los principales fármacos anti-TNF-α utilizados en la enfermedad de Behçet ocular han sido el infliximab y más recientemente el adalimumab. En un principio se utilizaron en casos resistentes al tratamiento convencional, pero la tendencia actual es su utilización en estadios más precoces de la enfermedad.[33] No obstante, la dosificación, el momento de administración y el tiempo de tratamiento siguen sin estar bien establecidos, así como los efectos secundarios en los pacientes con uveítis. Por otra parte, tampoco están bien definidos los efectos secundarios de los fármacos anti-TNF-α específicamente en los pacientes con uveítis.

5.4.1.1   Infliximab

El infliximab fue el primer fármaco anti-TNF-α que se utilizó para el tratamiento de la uveítis asociada a la enfermedad de Behçet. Sfikakis *et al.*[34] publicaron la primera serie de cinco pacientes utilizando infliximab en dosis de 5 mg/kg al día. El dato más relevante de su estudio fue la respuesta completa de la vitritis y de la retinitis en un porcentaje significativo de los pacientes, y además muy rápida, pues sus efectos se observaron a la semana de recibir el tratamiento. Su eficacia y su rapidez de acción hacen del infliximab, en nuestra experiencia, el tratamiento de elección para los brotes agudos de la enfermedad de Behçet ocular. Algunos trabajos han hallado que su eficacia es incluso superior a la de los bolos de metilprednisolona.[21] Diferentes series de casos clínicos han demostrado la eficacia del infliximab siguiendo un protocolo de administración similar al del tratamiento de las espondiloartropatías. En la Unidad de Uveítis del Hospital Clínic de Barcelona[35] utilizamos una pauta similar, con dosis de 5 mg/kg en infusión intravenosa a las 0, 2, 6 y 8 semanas, continuando luego cada 8 semanas durante un tiempo no inferior a 12 meses. Son necesarios tratamientos prolongados para mantener la remisión y el control de la enfermedad a largo plazo. Niccoli *et al.*[36] demostraron, en su estudio prospectivo, abierto y multicéntrico, que a los 24 meses de tratamiento con infliximab el 78 % de los pacientes estaba en remisión. Tugal-Tutkun *et al.*,[37] Tabbara y Al-Hemidan,[38] y Yamada *et al.*,[39] compararon la eficacia del infliximab con la del tratamiento convencional con ciclosporina. Sus estudios concluyen que el número de brotes inflamatorios oculares es significativamente menor en los pacientes tratados con infliximab, aunque el seguimiento es limitado y se necesitan estudios prospectivos a largo plazo para comprobar la eficacia y la seguridad de los anti-TNF-α respecto al tratamiento inmunosupresor convencional. El infliximab no tiene indicación aprobada para la uveítis excepto en Japón, por lo que se utiliza como medicación fuera de indicación.

5.4.1.2   Adalimumab

Algunas publicaciones han demostrado la eficacia del adalimumab en el tratamiento de la uveítis asociada a la enfermedad de Behçet.[40,41] Puede utilizarse en aquellos pacientes en quienes debe discontinuarse el infliximab por efectos secundarios o por ineficacia.[42] Tiene dos posibles ventajas: ser un anticuerpo humanizado y su vía de administración. No obstante, es probable que en los casos agudos con vasculitis retiniana intensa la vía de administración también pueda desempeñar algún papel por la biodisponibilidad del fármaco en relación a su eficacia. Debido a esa diferente biodisponibilidad, nuestra tendencia actual es utilizar infliximab como tratamiento de inducción y posteriormente seguir el tratamiento de forma secuencial, y realizar el tratamiento de mantenimiento con adalimumab. En la actualidad hay ensayos clínicos abiertos de fase 3 para evaluar la eficacia del adalimumab en las uveítis no infecciosas.

5.4.2   Interferón alfa

Diversos grupos han publicado buenas experiencias con interferón en el tratamiento de la enfermedad de Behçet ocular y en otras formas de uveítis no infecciosas.[43] Las dosis varían entre 3 y 18 millones de unidades tres veces por semana. Los resultados publicados son de hasta un 95 % de remisiones parciales o completas. De todas formas, la utilidad del IFN-α es difícil de establecer en las formas resistentes de enfermedad de Behçet ocular. Puede prescribirse en asociación con glucocorticoides y está en discusión si el tratamiento debe ser precoz o sólo en los casos resistentes. Su principal problema son los efectos secundarios, como el síndrome depresivo, el síndrome pseudogripal y las alteraciones desmielinizantes.

5.5   Otros tratamientos

Como ya se ha mencionado, en algunos pacientes con enfermedad de Behçet se producen complicaciones vitreorretinianas.[44] En los casos de vasculitis isquemizante con neovasos secundarios, y una vez comprobada por angiografía con fluoresceína la existencia de isquemia de los neovasos, debe instaurarse tratamiento para evitar complicaciones como el desarrollo de hemorragias en el espacio intravítreo o el desprendimiento traccional de la retina. El tratamiento de elección es la fotocoagulación, que debe realizarse preferentemente con láser de diodo, por el gran número de hemorragias que suele haber sobre la retina.[45] Puede asociarse también tratamiento intravítreo con fármacos antiangiogénesis de acción inhibidora del factor de crecimiento endotelial vascular, como el bevacizumab, para disminuir la isquemia.[46] En los casos que desarrollen complicaciones vitreorretinianas, la vitrectomía puede ser eficaz.[47] En relación al edema macular, también pueden utilizarse tratamientos locales intravítreos con la inyección de los nuevos dispositivos intraoculares de dexametasona.[48]

Bibliografía

1. Kaçmaz RO, Kempen JH, Newcomb C, Gangaputra S, Daniel E, Levy-Clarke GA, *et al.* Ocular inflammation in Behçet disease: incidence of ocular complications and of loss of visual acuity. Am J Ophthalmol. 2008; 146: 828-36.

2. Tugal-Tutkun I, Onal S, Altan-Yaycioglu R, Altunbas HH, Urgancioglu M. Uveitis in Behçet disease: an analysis of 880 patients. Am J Ophthalmol. 2004; 138: 373-80.

3. Atmaca L, Boyvat A, Yalçında FN, Atmaca-Sonmez P, Gurler A. Behçet disease in children. Ocul Immunol Inflamm. 2011; 19: 103-7.

4. Deuter CM, Kötter I, Wallace GR, Murray PI, Stübiger N, Zierhut M. Behçet's disease: ocular effects and treatment. Prog Retin Eye Res. 2008; 27: 111-36.

5. Ahn JK, Yu HG, Chung H, Park YG. Intraocular cytokine environment in active Behçet uveitis. Am J Ophthalmol. 2006; 42: 429-34.

6. Chi W, Zhu X, Yang P, Liu X, Lin X, Zhou H, *et al.* Upregulated IL-23 and IL-17 in Behçet patients with active uveitis. Invest Ophthalmol Vis Sci. 2008; 49: 3058-64.

7. Jiang S, Liu X, Luo L, Qu B, Huang X, Lin Y, *et al.* Serum levels of Th17-related cytokines in Behçet disease patients after cataract surgery. Mol Vis. 2011; 17: 1425-30.

8. Nanke Y, Kotake S, Goto M, Ujihara H, Matsubara M, Kamatani N. Decreased percentages of regulatory T cells in peripheral blood of patients with Behçet's disease before ocular attack: a possible predictive marker of ocular attack. Mod Rheumatol. 2008; 18: 354-8.

9. Sugita S, Yamada Y, Kaneko S, Horie S, Mochizuki M. Induction of regulatory T cells by infliximab in Behçet's disease. Invest Ophthalmol Vis Sci. 2011; 52: 476-84.

10. De Smet MD, Dayan M. Prospective determination of T-cell responses to S-antigen in Behçet's disease patients and controls. Invest Ophthalmol Vis Sci. 2000; 41: 3480-4.

11. Yu HG, Kim MJ, Oh FS. Fluorescein angiography and visual acuity in active uveitis with Behçet disease. Ocular Immunology and Inflammation. 2009; 17: 41-6.

12. Davatchi F, Shahram F, Chams-Davatchi C, Shams H, Nadji A, Akhlaghi M, *et al.* Behçet's disease: from East to West. Clin Rheumatol. 2010; 29: 823-33.

13. Seyahi E, Tahir Turanli E, Mangan MS, Celikyapi G, Oktay V, Cevirgen D, *et al.* The prevalence of Behçet's syndrome, familial Mediterranean fever, HLA-B51 and MEFV gene mutations among ethnic Armenians living in Istanbul, Turkey. Clin Exp Rheumatol. 2010; 28: S67-75.

14. Mirshahi A, Namavari A, Djalilian A, Moharamzad Y, Chams H. Intravitreal bevacizumab (Avastin) for the treatment of cystoid macular edema in Behçet disease. Ocul Immunol Inflamm. 2009; 17: 59-4.

15. Ozertürk Y, Bardak Y, Durmu M. Vitreoretinal surgery in Behçet's disease with severe ocular complications. Acta Ophthalmol Scand. 2001; 79: 192-6.

16. Berker N, Soykan E, Elgin U, Ozkan SS. Phacoemulsification cataract extraction and intraocular lens implantation in patients with Behçet's disease. Ophthalmic Surg Lasers Imaging. 2004; 35: 215-8.

17. Borhani Haghighi A, Sarhadi S, Farahangiz S. MRI findings of neuro-Behçet's disease. Clin Rheumatol. 2011; 30: 765-70.

18. Evereklioglu C. Ocular Behçet disease: current therapeutic approaches. Curr Opin Ophthalmol. 2011; 22: 508-16.

19. Leder HA, Jabs DA, Galor A, Dunn JP, Thorne JE. Periocular triamcinolone acetonide injections for cystoid macular edema complicating noninfectious uveitis. Am J Ophthalmol. 2011; 152: 441-8.
20. Alexoudi I, Kapsimali V, Vaiopoulos A, Kanakis M, Vaiopoulos G. Evaluation of current therapeutic strategies in Behçet's disease. Clin Rheumatol. 2011; 30: 157-63.
21. Markomichelakis N, Delicha E, Masselos S, Fragiadaki K, Kaklamanis P, Sfikakis PP. A single infliximab infusion vs corticosteroids for acute panuveitis attacks in Behçet's disease: a comparative 4-week study. Rheumatology (Oxford). 2011; 50: 593-7.
22. Nussenblatt RB, Palestine AG, Chan CC, Mochizuki M, Yancey K. Effectiveness of cyclosporin therapy for Behçet's disease. Arthritis Rheum. 1985; 28: 671-9.
23. Süllü Y, Oge I, Erkan D, Aritürk N, Mohajeri F. Cyclosporin-A therapy in severe uveitis of Behçet's disease. Acta Ophthalmol Scand. 1998; 76: 96-9.
24. Onal S, Savar F, Akman M, Kazokoglu H. Vision- and health-related quality of life in patients with Behçet uveitis. Arch Ophthalmol. 2010; 128: 1265-71.
25. Zhai J, Gu J, Yuan J, Chen J. Tacrolimus in the treatment of ocular diseases. BioDrugs. 2011; 25: 89-103.
26. Saadoun D, Wechsler B, Terrada C, Hajage D, Le Thi Huong D, Resche-Rigon M, et al. Azathioprine in severe uveitis of Behçet's disease. Arthritis Care Res (Hoboken). 2010; 62: 1733-8.
27. Shahram F, Davatchi F, Chams H, Nadji A, Jamshidi A, Akbarian M, et al. Azathioprine and low dose pulse cyclophosphamide in severe ocular lesions of Behçet's disease. A preliminary report. Adv Exp Med Biol. 2003; 528: 571-3.
28. Ali A, Rosenbaum JT. Use of methotrexate in patients with uveitis. Clin Exp Rheumatol. 2010; 28: S145-50.
29. Melillo N, Sangle S, Stanford MR, Andrews TC, D'Cruz DP. Low-dose intra-venous cyclophosphamide therapy in a patient with neurological complications of Behçet's disease. Clin Rheumatol. 2007; 26: 1365-7.
30. Okada A. The dream of biologics in uveitis. Arch Ophthalmol. 2010; 128: 632-5.
31. Imrie FR, Dick AD. Biologics in the treatment of uveitis. Curr Opin Ophtalmol. 2007; 18: 481-6.
32. Sharma SM, Nestel AR, Lee RW, Dick AD. Clinical review: anti-TNF alpha therapies in uveitis: perspective on 5 years of clinical experience. Ocul Immunol Inflamm. 2009; 17: 403-14.
33. Lee RW, Dick AD. Treat early and embrace the evidence in favour of anti-TNF-alpha therapy for Behçet's uveitis. Br J Ophthalmol. 2010; 94: 269-70.
34. Sfikakis PP, Theodossiadis PG, Katsiari CG, Kaklamanis P, Markomichelakis NN. Effect of infliximab on sight-threatening panuveitis in Behçet's disease. Lancet. 2001; 358: 295-6.
35. Adan A, Hernández V, Ortiz S, Molina JJ, Pelegrin L, Espinosa G, et al. Effects of infliximab in the treatment of refractory posterior uveitis of Behçet's disease after withdrawal of infusions. Int Ophthalmol. 2010; 30: 577-81.
36. Niccoli L, Nannini C, Benucci M, Chindamo D, Cassarà E, Salvarani C, et al. Long-term efficacy of infliximab in refractory posterior uveitis of Behçet's disease: a 24-month follow-up study. Rheumatology (Oxford). 2007; 46: 1161-4.
37. Tugal-Tutkun I, Mudun A, Urgancioglu M, Kamali S, Kasapoglu E, Inanc M, et al. Efficacy of infliximab in the treatment of uveitis that is resistant to treatment with the combination of azathioprine, cyclosporine, and corticosteroids in Behçet's disease. An open-label trial. Arthritis and Rheumatism. 2005; 52: 2478-84.
38. Tabbara K, Al-Hemidan AI. Infliximab effects compared to conventional therapy in the management of retinal vasculitis in Behçet's disease. Am J Ophthalmol. 2008; 146: 845-50.
39. Yamada Y, Sugita S, Tanaka H, Kamoi K, Kawaguchi T, Mochizuki M. Comparison of infliximab versus ciclosporin during the initial 6-month treatment period in Behçet's disease. Br J Ophthalmol. 2010; 94: 284-8.

40. Bawazeer A, Raffa LH, Nizamuddin SH. Clinical experience with adalimumab in the treatment of ocular Behçet disease. Ocul Immunol Inflamm. 2010; 18: 226-32.

41. Mushtaq B, Saeed T, Situnayake RD, Murray PI. Adalimumab for sight-threatening uveitis in Behçet's disease. Eye. 2007; 21: 824-5.

42. Takase K, Ohno S, Ideguchi H, Uchio E, Takeno M, Ishigatsubo Y. Successful switching to adalimumab in an infliximab-allergic patient with severe Behçet disease-related uveitis. Rheumatol Int. 2011; 31: 43.

43. Onal S, Kazokoglu H, Koc A, Akman M, Bavbek T, Direskeneli H, *et al.* Long-term efficacy and safety of low-dose and dose-escalating interferon alfa-2a therapy in refractory Behçet uveitis. Arch Ophthalmol. 2011; 129: 288-94.

44. Ahn JK, Chung H, Yu HG. Vitrectomy for persistent panuveitis in Behçet's disease. Ocul Immunol Inflamm. 2005; 13: 447-53.

45. Atmaca LS, Batilu F, Idil A. Retinal and disc neovascularization in Behçet's disease and efficacy of laser photocoagulation. Graefes Arch Clin Exp Ophthalmol. 1996; 234: 94-9.

46. Bae JH, Lee CS, Lee SC. Efficacy and safety of intravitreal bevacizumab compared with intravitreal and posterior sub-tenon triamcinolone acetonide for treatment of uveitic cystoid macular edema. Retina. 2011; 31: 111-8.

47. Sullu Y, Alotaiby H, Beden U, Erkan D. Pars plana vitrectomy for ocular complications of Behçet's disease. Ophthalmic Surg Lasers Imaging. 2005; 36: 292-7.

48. Herrero-Vanrell R, Cardillo JA, Kuppermann BD. Clinical applications of the sustained-release dexamethasone implant for treatment of macular edema. Clin Ophthalmol. 2011; 5: 139-46.

Capítulo 5

Manifestaciones vasculares de la enfermedad de Behçet

R. Solans

Unidad de Enfermedades Sistémicas Autoinmunes
Servicio de Medicina Interna
Hospital Universitari Vall d'Hebron
Barcelona

Dirección para correspondencia
Dra. Roser Solans Laqué
rsolanslaq@gmail.com

Sinopsis

La enfermedad de Behçet puede afectar a vasos arteriales o venosos de cualquier tamaño y localización. Pueden aparecer estenosis, oclusiones, trombosis y aneurismas vasculares, de forma aislada o asociados. El diagnóstico y el tratamiento precoces son básicos para evitar la alta mortalidad relacionada con estas complicaciones.

Introducción

La enfermedad de Behçet es un trastorno multisistémico, crónico y recurrente, que puede afectar a vasos arteriales y venosos de cualquier tamaño y localización, si bien es más frecuente la afectación de los vasos de pequeño tamaño.[1-5]

Hay una amplia variedad de tipos de lesiones.[2] En el caso de las arterias, pueden afectarse tanto las del territorio sistémico como las pulmonares, con oclusiones o aneurismas, o ambos.[3-6] Las lesiones oclusivas venosas pueden afectar al sistema venoso superficial y profundo, la vena cava, las venas suprahepáticas, la vena porta y las venas cerebrales. Puede aparecer también trombosis en las cavidades cardíacas derechas.[7]

La afectación vascular tiene una prevalencia aproximada del 25 %[2] y es la mayor causa de mortalidad de la enfermedad de Behçet.[8] Suele asociarse a fiebre, cuadro constitucional y elevación de los reactantes de fase aguda en sangre periférica.[5] El comportamiento clínico de las lesiones trombóticas y aneurismáticas es distinto al de las lesiones similares de causa ateroesclerótica. En ocasiones, las manifestaciones vasculares aisladas o múltiples («vasculo-Behçet») son la forma de presentación de la enfermedad, y en estos casos el diagnóstico de la enfermedad de Behçet es más difícil.[9]

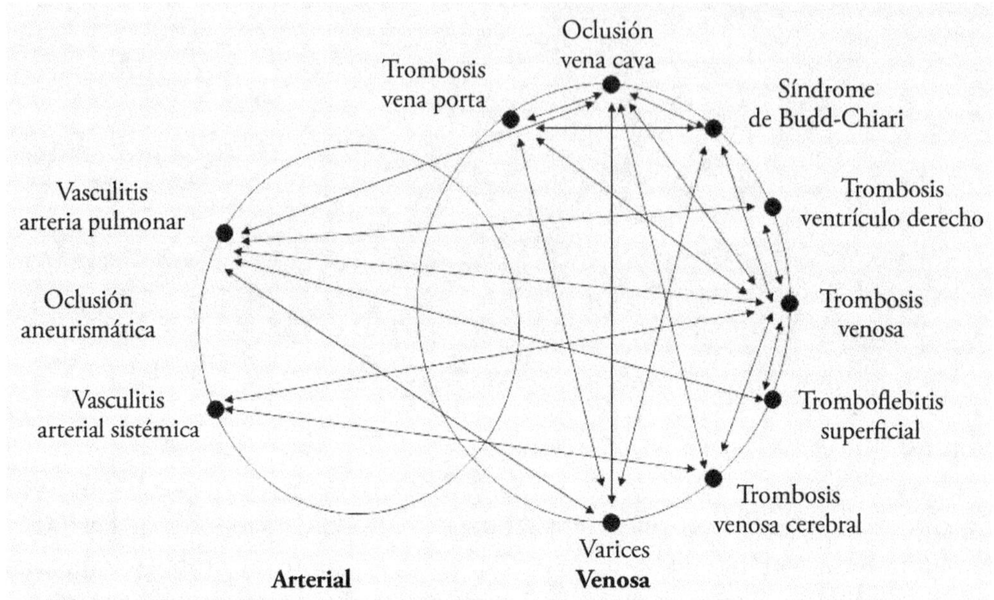

Figura 1. Afectación vascular en la enfermedad de Behçet.

Las manifestaciones más frecuentes del vasculo-Behçet son las trombosis venosas o arteriales y los aneurismas arteriales, con un claro predominio de las lesiones venosas (88 %) frente a las arteriales (12 %).[1-3]

Las manifestaciones vasculares son más habituales en los hombres que en las mujeres (5:1), y en los pacientes en quienes la enfermedad de Behçet se inicia a una edad mas temprana.[2,3,5,10,11] Pueden presentarse múltiples síndromes vasculares asociados en un mismo paciente (véase la figura1).

A pesar de su especificidad, las manifestaciones vasculares no se hallan incluidas entre los criterios diagnósticos o de clasificación de la enfermedad de Behçet.[12]

1   Enfermedad venosa

1.1   *Manifestaciones clínicas*

Una tercera parte de los pacientes con enfermedad de Behçet presentan complicaciones trombóticas durante su evolución. La enfermedad venosa puede oscilar desde la tromboflebitis superficial hasta la trombosis venosa profunda (TVP), y afectar a los grandes vasos.[1-5]

La tromboflebitis superficial es la manifestación más frecuente, representando el 90 % de todas las formas de afectación vascular.[2-4] A menudo es migratoria y recurrente. Puede producirse en zonas de venopunción, y su aparición es un factor de riesgo de futuros episodios vasculares, tanto del sistema venoso profundo como del arterial.[5] Pueden aparecer lesiones similares al eritema nudoso, en las cuales predomina la vasculitis más que la paniculitis, y afectar a los pequeños vasos del *septum* de la grasa subcutánea.[13]

La TVP puede localizarse en cualquier zona del sistema venoso, aunque las venas de los miembros inferiores son las que la presentan con mayor frecuencia. Los grandes vasos venosos se afectan menos,[2,5] si bien se ha descrito trombosis de las venas cava superior e inferior,[14] oclusión de las venas suprahepáticas que causa un síndrome de Budd-Chiari[15] y trombosis de las venas cerebrales que da lugar a un síndrome de hipertensión intracraneal.[16] Los trombos son extensos y se hallan muy adheridos a la pared vascular. La TVP suele ocurrir precozmente en el curso de la enfermedad de Behçet y es más frecuente en los hombres que en las mujeres.[2-5] Se ha descrito su asociación con la afectación ocular de la enfermedad de Behçet.[5]

La TVP de los miembros inferiores supone alrededor del 70 % de todas las manifestaciones vasculares de la enfermedad de Behçet, y es el primer fenómeno vascular en el 78 % de los enfermos.[5] Las venas poplíteas y la vena femoral superficial son los vasos que se afectan con mayor frecuencia, a menudo de forma bilateral.[3] No es rara la aparición de insuficiencia venosa secundaria y de úlceras crónicas de lenta cicatrización, que en ocasiones pueden confundirse con el pioderma gangrenoso. A pesar de que la TVP es relativamente frecuente, la tromboembolia pulmonar es inusual, puede que porque el trombo se adhiere a la pared endotelial inflamada.

La trombosis de la vena cava debe incluirse en el diagnóstico diferencial de la enfermedad de Behçet, en especial en los pacientes jóvenes.[2,5,14] Pueden afectarse tanto la vena cava superior como la inferior, y asociarse a otras afecciones vasculares en cualquier territorio.[2,5,14,15] Suele aparecer durante los primeros 5 años de evolución de la enfermedad de Behçet.[8] La trombosis de la vena cava superior aparece en aproximadamente un 2,5 % de los pacientes con enfermedad de Behçet.[5] Puede ser primaria o secundaria a trombosis de las venas axilares o subclavias. Cursa con edema en «esclavina» (edema de cara y cuello, cianosis facial, ingurgitación yugular y circulación colateral en el tórax), cefalea y dolores torácicos inespecíficos, y suele tener un curso benigno con un eficiente desarrollo de circulación colateral, si bien en ocasiones puede complicarse con la aparición de derrame pleural o pericárdico, quilotórax o fibrosis mediastínica, hemoptisis o embolia pulmonar,[2,5,11,17] que comportan la muerte del paciente.

La trombosis de la vena cava inferior tiene un curso progresivo y crónico. Cursa con dolor abdominal, tumefacción de los miembros inferiores y úlceras venosas.[14] Puede asociarse a trombosis de la vena hepática y de las venas de los miembros inferiores. Debe sospecharse en aquellos pacientes que presentan trombosis venosas alternantes de los miembros inferiores o trombosis recurrentes en el mismo miembro inferior. Cuando se asocia con trombosis de la vena hepática produce el síndrome de Budd-Chiari, que cursa con hepatomegalia dolorosa, ascitis y circulación colateral abdominal,[15,18] y se asocia con una mortalidad del 50 % al año secundaria a fallo hepático agudo, hipertensión portal y varices esofágicas.[8] Una tercera parte de los pacientes presentan un curso hiperagudo y fallecen en unas semanas por insuficiencia hepática aguda. La trombosis de vena cava inferior también puede asociarse con trombosis portal y en ocasiones con transformación cavernomatosa de la vena porta.[5] En estos casos suele haber esplenomegalia.

Los pacientes con enfermedad de Behçet pueden asimismo presentar trombosis intracardíaca, habitualmente de cavidades derechas, aunque puede afectar a todas las cavidades cardíacas. En el 50 % de los casos se asocia a afectación arterial, sobre todo aneurismas pulmonares que dificultan el tratamiento anticoagulante.[19] Puede asociarse también a trombosis venosas profundas. Es más frecuente en los hombres jóvenes y en el ventrículo derecho. Suele manifestarse por la aparición de fiebre, tos y hemoptisis. En ocasiones se asocia a tromboembolia pulmonar.[19,20]

Por último, los pacientes con enfermedad de Behçet pueden presentar trombosis venosa cerebral como primera manifestación de la enfermedad[9] o durante su curso.[8,16] Constituye el 18 % de los casos de enfermedad de Behçet neurológica y es más frecuente en los hombres jóvenes y en los pacientes que ya han sufrido otros episodios trombóticos.[21] Suele afectar a los senos durales, con aparición de cefalea, papiledema o paralisis del VI par craneal secundarios a hipertensión intracraneal.[16,22] La fiebre, los vómitos, los déficit focales y las convulsiones son menos frecuentes. El comienzo suele ser subagudo o crónico. La punción lumbar muestra un líquido cefalorraquídeo con una presión elevada y ocasionalmente pleocitosis. Los síntomas neurológicos suelen resolverse en unas semanas, sin secuelas importantes.

1.2 *Diagnóstico*

La TVP de miembros inferiores se diagnostica mediante ecografía Doppler. El método diagnóstico de elección para la trombosis de las venas cava superior e inferior y de la vena hepática es la angiografía por tomografía computarizada (angio-TC)

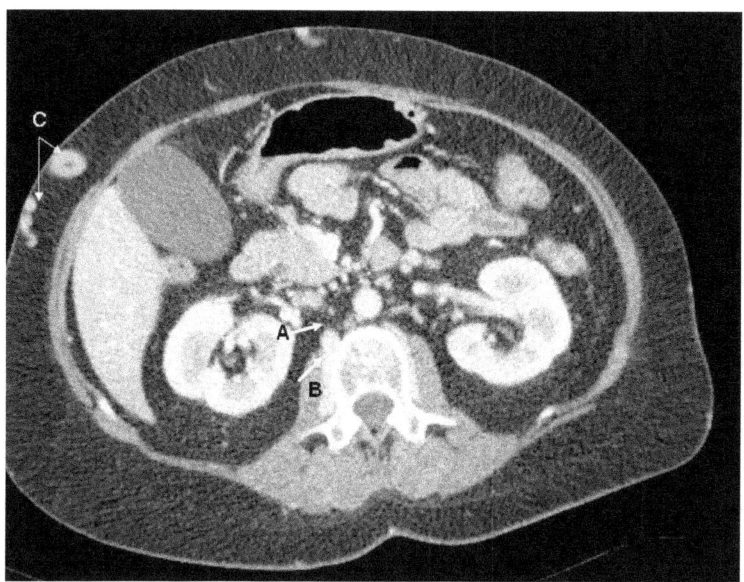

Figura 2. Trombosis de la vena cava inferior (A), con circulación colateral por el plexo lumbar (B) y circulación colateral abdominal (C).

o por resonancia magnética (angio-RM)[23] (véase la figura 2). Suelen demostrar déficit de repleción de paredes irregulares. Cuando la trombosis es crónica, la vena cava superior y los vasos innominados aparecen filiformes. En la radiografía de tórax se observa un agrandamiento mediastínico. La ecografía Doppler también es útil en el diagnóstico de la afectación cardíaca y trombótica de los grandes vasos.[24] La angiografía y la venografía convencionales se desaconsejan por el alto riesgo de desarrollo de aneurismas y de trombosis en el punto de venopunción.

La RM cerebral y la angio-RM cerebral son los métodos diagnósticos de elección para la trombosis venosa cerebral[16,21,22] (véase la figura 3).

1.3　Consideraciones terapéuticas

No hay consenso respecto a la indicación de anticoagulación en las complicaciones trombóticas de la enfermedad de Behçet, ya que la trombosis puede progresar a pesar del tratamiento anticoagulante. El síndrome postrombótico y las recurrencias son frecuentes incluso con anticoagulación.[20] El tratamiento anticoagulante asociado al inmunosupresor se utiliza más en Occidente que en los países donde la enfermedad de Behçet es muy prevalente.[20,25] En cualquier caso, se aconseja

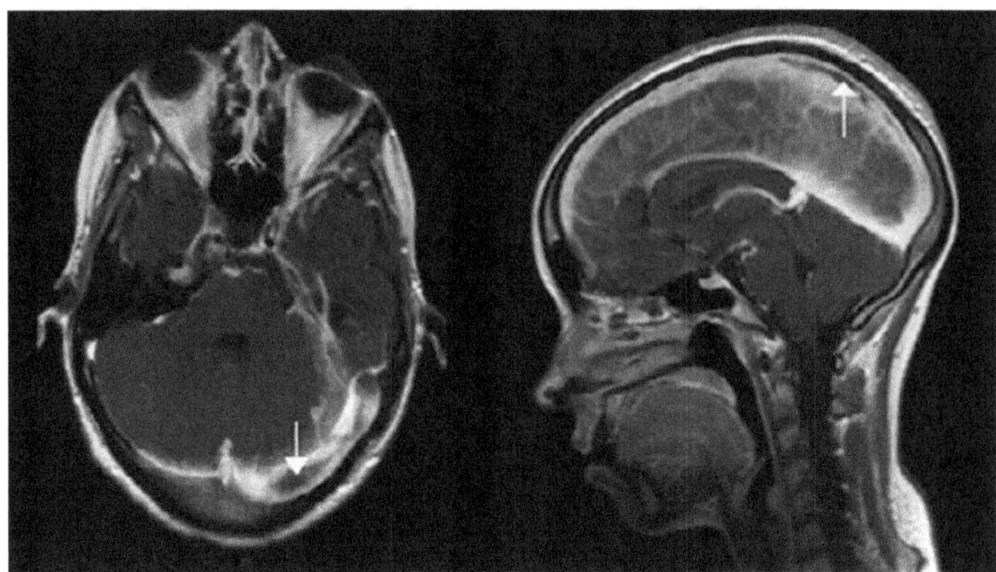

Figura 3. Trombosis venosa del seno longitudinal cerebral.

descartar siempre la coexistencia de aneurismas arteriales, sobre todo en la circulación pulmonar, antes de iniciar el tratamiento anticoagulante.[5,26]

En el tratamiento de la TVP aguda se recomienda utilizar glucocorticoides asociados a inmunosupresores (azatioprina, ciclofosfamida, ciclosporina A),[25,26] ya que su administración se ha demostrado eficaz en la prevención de recurrencias de nuevos episodios trombóticos y mejora el pronóstico de la enfermedad.[26] No se recomienda cirugía.

En la trombosis de la vena cava superior y en el síndrome de Budd-Chiari pueden administrarse pulsos mensuales de ciclofosfamida[18] asociados al tratamiento anticoagulante. En el síndrome de Budd-Chiari agudo también se han utilizado fibrinolíticos, técnicas quirúrgicas de descompresión portal *(shunt* portocava), angioplastia percutánea y tratamiento biológico (infliximab), con resultados variables.

En la trombosis cardíaca se han utilizado glucocorticoides, ciclofosfamida y colchicina, junto con anticoagulación y fibrinólisis, con buenos resultados.[19,27]

En la trombosis venosa cerebral, la anticoagulación se considera el tratamiento de elección.[16] No suelen aparecer complicaciones hemorrágicas graves. El uso de inmunosupresores o de glucocorticoides, o de ambos, no se asocia a mejores resultados. La pérdida visual grave por atrofia óptica es la principal complicación.

1.4 Patogénesis de la trombosis

El mecanismo etiopatogénico de la TVP se desconoce.[20] No está claro por qué unos pacientes con enfermedad de Behçet desarrollan complicaciones trombóticas y otros no. El estudio anatomopatológico de las venas involucradas demuestra una vasculitis inespecífica con un infiltrado perivascular linfocítico y mononuclear, pero se desconoce qué agente exógeno o endógeno desencadena el proceso inflamatorio, alterando la producción de prostaglandinas, de endotelina y de factor Von Willebrand, y favoreciendo la trombosis. Se cree que la disfunción y la inflamación intrínsecas del endotelio desempeñan un papel fundamental al actuar directamente como un estímulo trombogénico. A pesar de los numerosos estudios realizados,[4,20,28] no se ha demostrado hasta la actualidad la existencia de ningún trastorno específico de la coagulación asociado a la enfermedad de Behçet.[20] El estudio de factores trombofílicos como las proteínas C o S, el déficit de antitrombina III, el factor V Leiden o los anticuerpos antifosfolípido, así como el estudio de la fibrinólisis, no han puesto de manifiesto ninguna alteración que no sea atribuible a la propia inflamación endotelial secundaria a la vasculitis que se observa en la enfermedad de Behçet. Tampoco se ha hallado ninguna mutación específica asociada a esta enfermedad.[4,20] Los anticuerpos dirigidos contra el citoplasma de los neutrófilos, los anticuerpos antifosfolípido y el anticoagulante lúpico a menudo son negativos en la enfermedad de Behçet.[4]

2 Enfermedad arterial

2.1 Manifestaciones clínicas

Las complicaciones arteriales son menos frecuentes que las venosas, aparecen en un 1 % a un 7 % de los casos durante el curso de la enfermedad (a partir de los 7 años de evolución)[1-6,10] y se asocian con una alta mortalidad.[2,8,11] Son más frecuentes en los hombres y en los fumadores, y aunque suelen presentarse de forma aislada pueden ser múltiples, afectar a diversos territorios de forma sincrónica o no, y coexistir con lesiones venosas. Las lesiones arteriales pueden cursar con síntomas isquémicos o ser asintomáticas, en función de la circulación colateral desarrollada. Las lesiones aneurismáticas son las más comunes y se deben a vasculitis de los *vasa vasorum,* pero también pueden aparecer lesiones oclusivas,[2,3,5,10,29] que se localizan con mayor frecuencia en los miembros inferiores. La aorta es la localización más habitual de los aneurismas, seguida de la arteria pulmonar, la femoral, la ilíaca, la poplítea, la subclavia y la carotídea, pero puede afectarse cualquier arteria periférica o visceral, incluidas las coronarias. Es posible que se produzca una insuficiencia aórtica aguda secundaria a aortitis o dilatación de la aorta, que puede requerir recambio valvular. La enfermedad de Behçet es la causa más frecuente de aneurismas pulmonares. Los aneurismas arteriales periféricos en las grandes arterias aparecen en el 2 % al 6 % de los casos de enfermedad de Behçet, y suelen ser múltiples.

La vasculitis de la arteria pulmonar es una de las complicaciones más graves de la enfermedad de Behçet, con una mortalidad cercana al 50 % a corto plazo, y requiere un tratamiento inmediato.[2,3,5,6,11,29] Afecta a un 5 % a un 10 % de los pacientes, prácticamente siempre hombres, y suele aparecer cuando ya han presentado afectación vascular en otras localizaciones. Se inicia en los *vasa vasorum* de la capa media y se extiende a la adventicia, con fibrosis de la íntima y rotura de la lámina elástica. Puede cursar con necrosis de la pared vascular y formación secundaria de un verdadero aneurisma, o con disección hemorrágica de la pared arterial y formación de un pseudoaneurisma arterial.[29-31] Suele afectar a las ramas principales de la arteria pulmonar o a las ramas lobares. Histológicamente se observa un infiltrado inflamatorio de la pared vascular constituido por linfocitos, células plasmáticas y neutrófilos. La hemoptisis es el síntoma más frecuente de presentación de los aneurismas pulmonares y puede deberse a la rotura de un aneurisma con erosión y fistulización de la pared bronquial, o a su trombosis.[6,31] Puede ser una complicación letal. Otros síntomas frecuentes son el dolor torácico, la tos y la disnea. Los aneurismas pulmonares pueden ser la manifestación inicial de la enfermedad de Behçet. La asociación de varios aneurismas pulmonares y TVP de los miembros inferiores se denomina «síndrome de Hughes-Stovin», y puede ser una forma de presentación de la enfermedad de Behçet.[32]

2.2 Diagnóstico

La radiografía de tórax es útil para el diagnóstico y el seguimiento de los aneurismas pulmonares, que suelen observarse como opacidades hiliares, bien delimitadas, redondeadas u ovaladas (véase la figura 4). La angiografía se desaconseja por el alto riesgo de desarrollo de aneurismas o trombosis en el punto de venopunción y de rotura de los aneurismas tras la inyección de gran cantidad de contraste. Además, los aneurismas pulmonares pueden no evidenciarse en la angiografía si se hallan

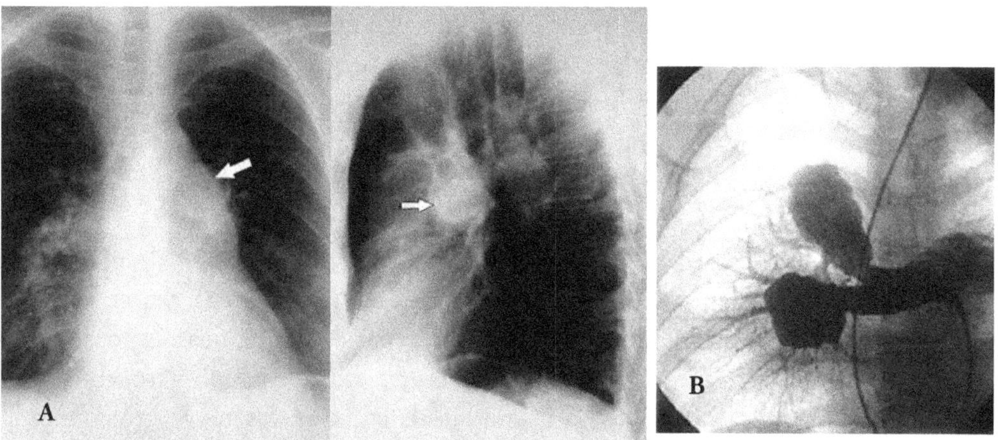

Figura 4. Aneurismas pulmonares. A) radiografía de tórax. B) angiografía pulmonar.

completamente ocluidos por un trombo.[23,33] La angio-TC y la angio-RM son las técnicas de elección para el diagnóstico de las lesiones aneurismáticas (véase la figura 4); ambas permiten valorar la luz vascular y los tejidos circundantes, así como objetivar si los aneurismas se hallan parcialmente trombosados o contienen aire en su interior, hecho que debe hacer sospechar una fístula broncoarterial. Se aconseja utilizar la menor cantidad posible de contraste para evitar complicaciones.[23,33]

2.3 Consideraciones terapéuticas

Se recomienda tratar las lesiones oclusivas o estenóticas arteriales inicialmente con altas dosis de glucocorticoides e inmunosupresores (ciclofosfamida, azatioprina o ciclosporina A) para inducir la remisión de la enfermedad, si bien hay pocos estudios controlados que lo respalden.[5] La administración de glucocorticoides y ciclofosfamida oral o en bolos mensuales se ha demostrado eficaz en el tratamiento de los aneurismas pulmonares multiples.[5,34] No obstante, a pesar del tratamiento médico la tasa de mortalidad es alta.[31] Se recomienda la embolización de los aneurismas cuando el tratamiento médico no es eficaz, si aparecen complicaciones o si el paciente presenta simultáneamente manifestaciones trombóticas (síndrome de Hughes-Stovin) que precisen tratamiento anticoagulante, pero esta técnica requiere la integridad de la vena cava superior o inferior y puede asociarse a un sangrado masivo de los aneurismas.[30,35] La reparación quirúrgica (aneurismorrafia, interposición de un injerto o *by-pass)* no se recomienda en los aneurismas pulmonares porque suelen ser múltiples y hallarse en diversas localizaciones. Se ha comunicado una remisión completa de los aneurismas pulmonares tras la administración de fármacos inhibidores del factor de necrosis tumoral (TNF), pero no se dispone de estudios aleatorizados.[36,37] El tratamiento inmunosupresor, con glucocorticoides y con antiagregantes se asocia a una disminución de la tasa de recidivas postoperatorias.[34]

La cirugía abierta, con resección del aneurisma e interposición de un injerto vascular, es el tratamiento de elección de las lesiones aneurismáticas periféricas y de los aneurismas de aorta abdominal de gran tamaño, por su alto riesgo de rotura.[29,30,38-40] No obstante, se asocia a una alta tasa de complicaciones (trombosis del injerto o del *by-pass),* y debido a la fragilidad de la pared vascular es frecuente la recurrencia (hasta en un 50 % de los casos) en la zona intervenida, con aparición de pseudoaneurismas anastomóticos[41] que tienden a crecer y romperse. Por ello, se aconseja un control estricto de los pacientes intervenidos mediante ecografía, angio-TC o angio-RM cada 6 meses. Para prevenir las complicaciones postoperatorias y las recurrencias se han ensayado otras técnicas menos invasivas, como la reparación endovascular percutánea con colocación de *stents,* con buenos resultados tanto en el tratamiento de aneurismas de la aorta como de otros aneurismas arteriales periféricos asociados a la enfermedad de Behçet, si bien no está exenta de complicaciones, ya que hasta en un 20 % de los casos el injerto puede migrar y ocasionar la rotura del aneurisma.[42] Cuando los aneurismas son múltiples se aconseja su reparación en distintos tiempos, para evitar complicaciones. Tras la cirugía se recomienda anticoagulación para evitar la trombosis del injerto.

3   Tratamientos biológicos

Los glucocorticoides en combinación con distintos inmunosupresores (azatioprina, ciclosporina A, metotrexato, ciclofosfamida) siguen siendo actualmente el tratamiento de elección en la mayoría de las manifestaciones graves de la enfermedad de Behçet. Los agentes biológicos (interferón alfa [IFN-α], anti-TNF) han demostrado su eficacia en el tratamiento de algunas manifestaciones de la enfermedad de Behçet, como la uveorretinitis, la artritis y las manifestaciones mucocutáneas,[36,43] pero su utilidad en el tratamiento del vasculo-Behçet se basa en casos clínicos aislados, con frecuencia resistentes al tratamiento inmunosupresor convencional, y en pequeñas series de pacientes, sin que haya ningún estudio controlado. Además, el uso concomitante de otros fármacos dificulta la evaluación de su eficacia.

En este sentido, en un estudio abierto que incluyó 29 pacientes con enfermedad de Behçet en quienes el tratamiento inmunosupresor convencional había fracasado, la administración de IFN-α (5 millones de unidades por vía subcutánea, tres veces a la semana) fue eficaz en diez pacientes con manifestaciones vasculares y en cuatro con afectación del sistema nervioso central. No obstante, los pacientes recibieron concomitantemente otros tratamientos (colchicina, ácido acetilsalicílico y ciclofosfamida en un caso).[44] En 2002, Kotter *et al.*[43] revisaron de forma sistemática todos los datos publicados en la literatura relativos al uso de IFN-α en el tratamiento de la enfermedad de Behçet, pero aunque correspondían a 338 casos, la eficacia del IFN-α en el tratamiento de las manifestaciones vasculares o de la afectación del sistema nervioso central no fue concluyente debido al escaso número de pacientes con estas graves manifestaciones.

De un modo similar, la utilidad de los anti-TNF (infliximab, etanercept, adalimubab) en los pacientes con vasculo-Behçet (trombosis, aneurismas o ambos) no está clara, si bien se ha comunicado su eficacia en algunos pacientes con vasculitis cerebral resistente al tratamiento convencional,[45] con aneurismas pulmonares múltiples[37] y con síndrome de Budd-Chiari.[46]

Por todo ello, el uso de fármacos biológicos (anti-TNF, IFN-α) en los pacientes con vasculo-Behçet sólo se aconseja cuando el tratamiento convencional médico o quirúrgico haya fracasado.[36]

Bibliografía

1. Yurdakul S, Yazici H. Behçet syndrome. Best Practice & Res Clin Rheumatol. 2008; 22: 793-829.
2. Sarica-Kucukoglu R, Akdag-Kose A, Kayaball M, Yazganoglu KD, Disci R, Erzegim D, *et al.* Vascular involvement in Behçet's disease. A retrospective analysis of 2319 cases. Int J Dermatol. 2006; 45: 219-21.
3. Düzgün N, Ates A, Aydintug OT, Demir O, Olmez U. Characteristics of vessel involvement in Behçet's disease. Scand J Rheumatol. 2006; 35: 65-8.
4. Espinosa G, Cervera R, Reverter JC, Tassies D, Font J, Ingelmo M. Vascular involvement in Behçet's disease. IMAJ. 2002; 4: 614-16.
5. Calamia KT, Schirmer M, Melikoglu M. Major vessel involvement in Behçet's disease: an update. Curr Opin Rheumatol. 2011; 23: 24-31.
6. Erkan F, Gül A, Tasali E. Pulmonary manifestations of Behçet's disease. Thorax. 2001; 56: 572-8.
7. Atzeni F, Sarzi-Puttini P, Doria A, Boiardi N, Pipitone N, Salvarani C. Behçet's disease and cardiovascular involvement. Lupus. 2005; 14: 723-6.
8. Kural-Seyahi E, Fresko I, Seyahi N, Ozyazgan Y, Mat C, Hamuryudan V, *et al.* The long-term mortality and morbidity of Behçet's syndrome. A 2-decade outcome survey of 387 patients followed at a dedicated center. Medicine. 2003; 82: 60-76.
9. Rahil AI, Errayes M, Salem K. Cerebral venous thrombosis as the initial presentation of

Behçet's disease. Chang Gung Med J. 2009; 32: 220-3.

10. Gurler A, Boyvat A, Tursen U. Clinical manifestations of Behçet's disease: an analysis of 2147 patients. Yonsei Med J. 1997; 38: 423-7.

11. Tohme A, Aoun N, El-Rassi B, Ghayad E. Vascular manifestations of Behçet's disease: eighteen cases among 140 patients. Joint Bone Spine. 2003; 70: 384-9.

12. International Study Group for Behçet's disease. Criteria for diagnosis of Behçet's disease. Lancet. 1999; 335: 1078-80.

13. Kim B, LeBoit PE. Histopathologic features of erythema nodosum-like lesions in Behçet's disease: a comparison with erythema nodosum focusing on the role of vasculitis. Am J Dermatopathol. 2000; 22: 379-90.

14. Houman H, Lamloum M, Ben Ghorbel I, Khiari-Ben Salah I, Milled M. Vena cava thrombosis in Behçet disease. Analysis of a series of 10 cases. Ann Med Interne (Paris). 1999; 150: 587-90.

15. Bayraktar Y, Balkanzi F, Bayraktar M, Calguenari M. Budd-Chiari syndrome: a common complication of Behçet's disease. Am J Gastroenterol. 1997; 92: 858-62.

16. Saadoun D, Wechsler B, Resche-Rigon M, Trad S, Le Thi Huong D, Sbai A, *et al.* Cerebral venous thrombosis in Behçet's disease. Arthritis Rheum. 2009; 61: 518-26.

17. Abadoglu U, Osma E, Uçan ES, Cavdar C, Akkoç N, Kupeioglu A, *et al.* Behçet's disease with pulmonary involvement, superior vena cava syndrome, chyloptysis, and chylous ascites. Resp Med. 1996; 90: 429-31.

18. Ghorbel IB, Ennaifer R, Lamloum M, Khanfir M, Miled M, Houman MH. Budd-Chiari syndrome associated with Behçet's disease. Gastroenterol Clin Biol. 2008; 32: 316-20.

19. Mogulkoc N, Burgess MI, Bishop PW. Intracardiac thrombus in Behçet's disease: a systematic review. Chest. 2000; 118: 479-87.

20. Seyahi E, Yurdakul S. Behçet's syndrome and thrombophilia. Mediterr J Hematol Infect Dis. 2011; 3: e2011026. Epub 2011.

21. Al-Araji A, Kidd DP. Neuro-Behçet's disease: epidemiology, clinical characteristics, and management. Lancet Neurol. 2009; 8: 192-204.

22. Akman-Demir G, Serdaroglu P, Tasci B. Clinical patterns of neurological involvement in Behçet's disease: evaluation of 200 patients. The Neuro-Behçet Study Group. Brain. 1999; 122: 2171-82.

23. Hiller N, Lieberman S, Chajek-Shaul T, Bar-Ziv J, Shaham D. Thoracic manifestations of Behçet's disease at CT. Radiographics. 2004; 24: 801-8.

24. Leibowitz D, Planer D, Chajek-Shaul T. Echocardiographic manifestations of Adamantiades-Behçet's disease. Eur J Echocardiography. 2007; 8: 457-62.

25. Ahn JK, Lee YS, Jeon CH, Koh EM, Cha HS. Treatment of venous thrombosis associated with Behçet's disease: immunosuppressive therapy alone versus immunosuppressive therapy plus anticoagulation. Clin Rheumatol. 2008; 27: 201-5.

26. Hatemi G, Silman A, Bang D, Bodaghi B, Chamberlain AM, Gul A, *et al.* Management of Behçet's disease: a systematic literature review for the European Ligue Against Rheumatism evidence-based recommendations for the management of Behçet's disease. Ann Rheum Dis. 2009; 68: 1528-34.

27. Ozdemir N, Kaymaz C, Ozkan M. Thrombolytic treatment of right atrial thrombus in Behçet's disease under guidance of serial transesophageal echocardiography. J Heart Valve Dis. 2003; 12: 377-81.

28. Espinosa G, Font J, Tassies D, Vidaller A, Deulofeu R, López-Soto A, *et al.* Vascular involvement in Behçet's disease: relation with thrombophilic factors, coagulation activation, and thrombomodulin. Am J Med. 2002; 112: 37-47.

29. Alpagut U, Ugurlucan M, Dayioglu E. Major arterial involvement and review in Behçet's disease. Ann Vasc Surg. 2007; 21: 232-9.

30. Cho SB, Kim T, Cho S, Shim WH, Yang MS, Bang D. Major arterial aneurysms and pseudoaneurysms in Behçet's disease: results from a single centre. Scand J Rheumatol. 2011; 40: 64-7.

31. Hamuryudan V, Er T, Seyahi E, Akman C, Tüzün H, Fresko I, *et al.* Pulmonary artery aneurisms in Behçet's syndrome. Am J Med. 2004; 117: 867-70.

32. Erkan D, Yazici Y, Sanders A, Trost D, Yazici H. Is Hughes-Stovin syndrome Behçet's disease? Clin Exp Rheum. 2004; 22 (4Suppl 34): S64-8.
33. Berkmen T. MRI angiography of aneurysms in Behçet's disease: a report of four cases. J Comput Assist Tomogr. 1998; 22: 202-6.
34. Aktogu S, Erer OF, Ürpek G, Soy Ö, Tibet G. Multiple pulmonary aneurysms in Behçet's disease: clinical and radiological remission after cyclophosphamide and gluocorticoid therapy. Respiration. 2002; 69: 178-81.
35. Mouas H, Lortholary O, Lacombe P, Ohen P, Bourezak SE, Deloche A, *et al*. Embolization of multiple pulmonary arterial aneurysms in Behçet's disease. Scand J Rheumatol. 1996; 25: 58-60.
36. Sfikakis P. Behçet's disease: a new target for anti-tumor necrosis factor treatment. Ann Rheum Dis. 2002; 61: 51-3.
37. Baki K, Villiger PM, Jenni D, Meyer T, Beer JH. Behçet's disease with life-threatening haemoptoe and pulmonary aneurysms: complete remission after infliximab treatment. Ann Rheum Dis. 2006; 65: 1531-2.
38. Ceyran H, Akali Y, Kahraman C. Surgical treatment of vasculo-Behçet disease: a review of patients with concomitant multiple aneurysms and venous lesions. Vasa. 2003; 32: 149-53.
39. Kalko Y, Basaran M, Aydin U, Kafa U, Basaranoglu G, Yasar T. The surgical treatment of aneurysms in Behçet's disease: a report of 16 cases. J Vasc Surg. 2005; 42: 673-7.
40. Koksoy C, Gyedu A, Alacavir I, Bengisun U, Uncu H, Anadol E. Surgical treatment of peripheral aneurysms in patients with Behçet's disease. Eur J Vasc Endovasc Surg. 2011; 42: 525-30.
41. Nitecki SS, Ofer A, Karram T, Schwartz H, Engel A, Hoffman A. Abdominal aortic aneurysm in Behçet's disease: new treatment options for an old and challenging problem. IMAJ. 2004; 6: 152-5.
42. Kim WH, Choi D, Kim JS, Ko YG, Jang Y, Shim WH. Effectiveness and safety of endovascular aneurysm treatment in patients with vasculo-Behçet disease. J Endovasc Ther. 2009; 16: 631-6.
43. Kotter I, Gunavdin I, Zierhut M, Stubiger N. The use of interferon alpha in Behçet disease: review of the literature. Semin Arthritis Rheum. 2004; 33: 320-35.
44. Calgüneri M, Oztürk MA, Ertenli I, Kiraz S, Apras S, Ozbalkan Z. Effects of interferon alpha treatment on the clinical course of refractory Behçet's disease: an open study. An Rheum Dis. 2003; 62: 492-3.
45. Licata G, Pinto A, Tuttolomondo A, Banco A, Ciccia F, Ferrante A, *et al*. Anti-tumor necrosis factor alpha monoclonal antibody therapy for recalcitrant cerebral vasculitis in a patient with Behçet's syndrome. Ann Rheum Dis. 2003; 62: 280-1.
46. Seyahi E, Hamurdayan G, Hatemi H, Melikoglu S, Celik S, Fresko I, *et al*. Infliximab in the treatment of hepatic vein thrombosis (Budd-Chiari syndrome) in three patients with Bheçet's syndrome. Rheumatology. 2007; 46: 1213-4.

Capítulo 6

Manifestaciones neurológicas de la enfermedad de Behçet

J. Sánchez-Román,[1] M.J. Castillo-Palma,[1] F.J. García-Hernández,[1] R. González-León,[1] C. Ocaña-Medina,[1] F. Roldán-Lora[2]

[1] Unidad de Colagenosis e Hipertensión Pulmonar
Servicio de Medicina Interna
Hospital Universitario Virgen del Rocío
Sevilla

[2] Unidad de Diagnóstico por la Imagen
Hospital Universitario Virgen del Rocío
Sevilla

Dirección para correspondencia
Dr. Julio Sánchez-Román
sanchezroman@telefonica.net

Sinopsis

En la enfermedad de Behçet, las lesiones neurológicas afectan a cualquier localización del sistema nervioso y la clínica depende de la zona afectada. Las técnicas de neuroimagen son de gran valor para el diagnóstico. La utilización de glucocorticoides e inmunosupresores, en estas manifestaciones, ha mejorado el pronóstico de la enfermedad de Behçet.

Introducción

Las manifestaciones neurológicas de la enfermedad de Behçet, aunque aparecen con una frecuencia mucho menor que otras más típicas (oculares, cutaneomucosas…), son de especial gravedad. Incluidas entre los primeros criterios diagnósticos utilizados (Mason y Barnes,[1] de 1969, como «lesiones del sistema nervioso central»; O'Duffy y Golstein,[2] de 1974, como «meningoencefalitis»; Comité Japonés,[3] de 1980, como «meningoencefalitis, lesiones de tronco cerebral o estado confusional»), siempre aparecían con el carácter de «criterios menores». Sin embargo, las manifestaciones neurológicas no forman parte del sistema de criterios del Grupo Internacional para el Estudio de la Enfermedad de Behçet,[4] de 1990, que es el más utilizado en la actualidad. Esto no significa que sean menos importantes, sino que su frecuencia es relativamente más baja y su expresión clínica muy semejante a las manifestaciones neurológicas de otras enfermedades, por lo que carecen de sensibilidad y especificidad como elementos diferenciadores de la enfermedad de Behçet.[5,6] Antes de que, tras el trabajo de Hulusi Behçet[7] de 1937, se reconociera la enfermedad homónima como una afección con características propias, se habían publicado casos aislados o series cortas con características aplicables a ella,[8-10] algunos con alteraciones neurológicas (neuritis óptica,[11,12] lesiones extensas del sistema nervioso[13,14] o depresión[15]). Tras la descripción de Behçet, en 1944 Berlin[16] notificó un primer caso con síntomas neurológicos (comprobados en la autopsia) y evolución fatal. Desde entonces, las publicaciones de casos con afectación neurológica han ido en aumento y se acuñó el término «neuro-Behçet» para referirse a este aspecto de dicha enfermedad.

1   Epidemiología

La frecuencia comunicada de neuro-Behçet es muy variable (1,3 % a 59 %)[17] y depende de diferencias étnicas, geográficas y metodológicas. En nuestra serie representa un 29 % (46 casos de afectación neurológica de un total de 158 pacientes con enfermedad de Behçet; excluyendo situaciones de difícil interpretación, como la cefalea). En los países orientales y del norte de África es más frecuente en los hombres que en las mujeres (alrededor de 2,8 veces), pero en Europa occidental no es tan claro el predominio masculino.[17,18] La relación hombre/mujer es de 1,1/1 en Portugal,[19] 1/2,8 en Italia,[20] 1/1 en Reino Unido[21] y 1/1,3 en nuestra propia serie, en la cual observamos una proporción de alrededor de 1/1 que se ha mantenido estable a lo largo de los años.[22] La edad de comienzo del neuro-Behçet se sitúa entre los veinte y los cuarenta años. Puesto que la enfermedad de Behçet es infrecuente en los niños, también es raro observar casos de neuro-Behçet infantil, aunque su frecuencia relativa es alta (60 %). En España, Calvo *et al.*,[23] la detectan en el 30 % de treinta niños con enfermedad de Behçet. Las manifestaciones de neuro-Behçet suelen comenzar de tres a seis años después del diagnóstico de la enfermedad;[17] habitualmente se acompañan de otros síntomas, pero en ocasiones pueden constituir el cuadro inicial. En cinco de los 44 pacientes con neuro-Behçet de nuestra serie la enfermedad se manifestó con clínica neurológica, en tres de ellos asociada con un cuadro más amplio: uno (con parálisis ocular supranuclear) con aftas orales, el segundo (con encefalitis) con aftas orales y tromboflebitis, y el tercero (con meningoencefalitis) con aftas orales y genitales. Los dos restantes empezaron con meningoencefalitis aislada sin otra manifestación previa ni concurrente de enfermedad de Behçet. La edad media de estos cinco pacientes (29,8 años, límites 17-43) no difería de la del resto de la serie. Tampoco, en una revisión conjunta de diecisiete pacientes con enfermedad de Behçet infantil, comprobamos ningún caso de inicio como neuro-Behçet.[24]

## 2	Etiopatogenia

La influencia de los factores genéticos en el neuro-Behçet difiere de lo que se observa en otros aspectos de esta enfermedad. La significativa asociación de la enfermedad de Behçet con el antígeno leucocitario humano (HLA) B51 es menos evidente en los países anglosajones.[22] En nuestro medio también la hemos comprobado (37,5 % frente a 15,5 % en controles; p = 0,003), especialmente en presencia de afectación cutánea (p = 0,001) y en hombres con manifestaciones oculares (p = 0,0001).[22] La asociación es aún mayor con el subtipo HLA-B*51011 (31,5 % frente a 13 %; p = 0,007),[22] como también han comprobado otros autores en pacientes griegos, italianos y japoneses.[25] La relación entre el HLA-B51 y el neuro-Behçet es mucho más irregular: aunque llega al 90 % en algunas series, en otras incluso es negativa. En la nuestra, su frecuencia es menor en los pacientes con neuro-Behçet que en el resto, y hasta menor que en los controles sanos.[22] Esta asociación inversa del HLA-B51 con el neuro-Behçet concuerda con observaciones anteriores. En Japón, con una alta frecuencia de HLA-B51 en la población, Mishima *et al.*[26] describen afectación neurológica sólo en un 8 % de los casos de enfermedad de Behçet, e Inaba[27] comprobó una escasa asociación entre patología ocular y neurológica. En Estados Unidos, donde la correlación entre la enfermedad de Behçet y el HLA-B51 es baja, O'Duffy *et al.*[28] detectaron una alta frecuencia de neuro-Behçet (42 %). En nuestra serie hemos hallado una asociación llamativamente positiva entre la presencia del HLA-B15 y el neuro-Behçet (p = 0,033 con respecto al resto de los pacientes),[22] así como asociación negativa con la afectación ocular. En concordancia con este hallazgo, Mizuki *et al.*[29] encontraron una frecuencia de HLA-B15 en los pacientes HLA-B51 negativos mayor que en los positivos, y Matsuki *et al.*,[30] en casos con uveítis resistente, una disminución casi significativa del HLA-B62 (subtipo del HLA-B15). Se ha señalado igualmente la gran frecuencia de HLA-B15 tanto en los japoneses[31] como en los marroquíes,[32] aunque en ninguna de estas dos poblaciones se halló asociación con determinadas variantes clínicas. La asociación de la enfermedad de Behçet, y del neuro-Behçet en particular, con antígenos HLA de clase II es menos consistente y muy variable entre las diversas series.[22] En la nuestra se apreció, en los pacientes con neuro-Behçet, una frecuencia significativamente aumentada de DRB1*10 (p = 0,035).[22] Por último, se ha comprobado la asociación de variantes de genes TAP con susceptibilidad para enfermedad de Behçet y subtipos.[33,34] En nuestra cohorte, TAP 1B se comportó como factor de riesgo para neuro-Behçet. En los pacientes con trombosis de senos venosos se ha sugerido la existencia de trombofilia (positividad de anticuerpos antifosfolípido [AAF] o de factor V de Leyden), pero no se ha confirmado. Sólo en uno de cinco casos con trombosis de senos venosos de nuestra serie comprobamos positividad de AAF. Una expresión incrementada de marcadores de linfocitos Th17 (TBX21) respecto a Treg (Foxp3), y de Th1 (TBX21) respecto a Th2 (GATA3), en el líquido cefalorraquídeo (LCR) de pacientes con neuro-Behçet, se ha interpretado como expresión aberrante de una disregulación de las células Treg semejante a la observada en otros procesos inflamatorios.

3   Patología

La lesión predominante en la enfermedad de Behçet, la vasculitis, no es la alteración habitual en las lesiones de neuro-Behçet.[17,35-37] Éstas, en la fase aguda, consisten en focos perivenulares de meningoencefalitis de polimorfonucleares, linfocitos, eosinófilos y macrófagos, y áreas de necrosis con frecuentes células neuronales apoptóticas, que no se acompañan (más que excepcionalmente) de necrosis fibrinoide ni necrosis de células endoteliales.[35,36] Predominan en las meninges, los ganglios basales, el tronco del encéfalo y la sustancia blanca. En raras ocasiones se ha descrito panarteritis de pequeño a mediano tamaño, y pueden desarrollarse aneurismas en relación con endarteritis proliferativa de los *vasa nervorum*.[17] Es habitual el edema perilesional que tiende a desaparecer (lo que explica la rápida disminución de volumen en su evolución radiológica). Hay una elevación persistente de la interleucina (IL) 6 en el LCR. La persistencia de inflamación, con presencia de citocinas, provoca atrofia cerebral con pérdida axonal y gliosis.

4   Clasificación

Las manifestaciones clínicas del neuro-Behçet son muy variadas y se han desarrollado diferentes sistemas de clasificación. Akman-Demir *et al.*,[35] en su serie de 200 casos de neuro-Behçet (la más extensa publicada), las dividen en parenquimatosas del sistema nervioso central (SNC), más frecuentes y más graves, y no parenquimatosas, más leves. Las primeras incluyen lesiones del tronco cerebral (51 %, puras o asociadas), medulares (14 %), hemisféricas (15 %) y signos piramidales aislados (19 %); las no parenquimatosas se deben a alteraciones vasculares (fundamentalmente venosas) o a disfuncion del SNC, y comprenden cuadros de hipertensión

<table>
<tr><td>Sistema nervioso central</td></tr>
<tr><td>

Parenquimatoso:

- Tronco cerebral
- Difuso («tronco cerebral plus»)
- Medular
- Cerebral
- Asintomático («silente»)

No parenquimatoso:

- Trombosis venosa cerebral: hipertensión intracraneal
- Aneurisma intracraneal

  • Aneurisma/disección extracraneal

</td></tr>
<tr><td>Sistema nervioso periférico (relación incierta con la enfermedad de Behçet)</td></tr>
<tr><td>

Neuropatía periférica y mononeuritis múltiple

  • Miopatía y miositis

</td></tr>
<tr><td>Otros síndromes menos comunes, pero reconocidos</td></tr>
<tr><td>

Síndrome meníngeo agudo
Pseudotumor cerebral
Síntomas psiquiátricos

  • Neuropatía óptica

</td></tr>
</table>

Tabla 1. Clasificación del neuro-Behçet.[35]

intracraneal (asociada o no a trombosis de senos venosos), meningitis aséptica y afectación arterial (oclusión, disección o aneurismas).[35] Aunque se afirma que ambas formas rara vez coinciden en un mismo paciente (diferirían incluso en su patogenia), en la práctica observamos su coincidencia en algunos casos. Más reciente y detallada es la clasificación de Al-Araji *et al.*[17] (véase la tabla 1).

5   Manifestaciones clínicas

Valoraremos aquí la frecuencia relativa y las características propias de cada una de las variantes adaptándonos a la clasificación de Alkman-Demir *et al.*[35] Nos referiremos también, como punto de comparación, a las dos series más extensas publicadas en España de las que tenemos referencias (la pionera, de Chacón Peña *et al.*,[37] de 1989, con treinta casos de neuro-Behçet procedentes de trece hospitales españoles, y la mucho más reciente de Riera-Mestre *et al.*[38] con veinte pacientes de un solo centro) y a nuestra propia experiencia.

5.1 Sistema nervioso central

5.1.1 Formas parenquimatosas

Su inicio suele ser agudo o subagudo, por lo general junto con síntomas de actividad inflamatoria sistémica (afectación cutaneomucosa, fiebre, uveítis).[17] Suelen acompañarse de cefalea (el síntoma más frecuente)[37] y de otros síntomas neurológicos muy variables (síndrome meníngeo, encefalitis, síndrome troncoencefálico, síndrome cerebeloso, síndrome hemisférico, afectación de pares craneales, crisis convulsivas, afección medular, coma, hipoacusia perceptiva, neuritis óptica, síndrome orgánico cerebral, demencia y otros trastornos psiquiátricos) según la localización de la lesión (cerebelosa, talámica, meninges, en núcleos de la base o medular). El curso suele ser progresivo y es frecuente que la resolución sea espontánea. Su frecuencia fue del 85 % en la serie de Akman-Demir *et al.*[35] En la de Riera-Mestre *et al.*,[38] la detección de estas lesiones mediante resonancia magnética (RM) en los pacientes con neuro-Behçet se observó en el 80 % de los casos. Lo más característico (aunque puede afectarse cualquier estructura del sistema nervioso) es observar una lesión de tronco cerebral (en especial en los pedúnculos cerebrales o la protuberancia) que se extiende unilateralmente (en un tercio de los casos son bilaterales)[35] al tálamo y los ganglios de la base, hiperintensa en T2 e hipointensa o isointensa en T1, a

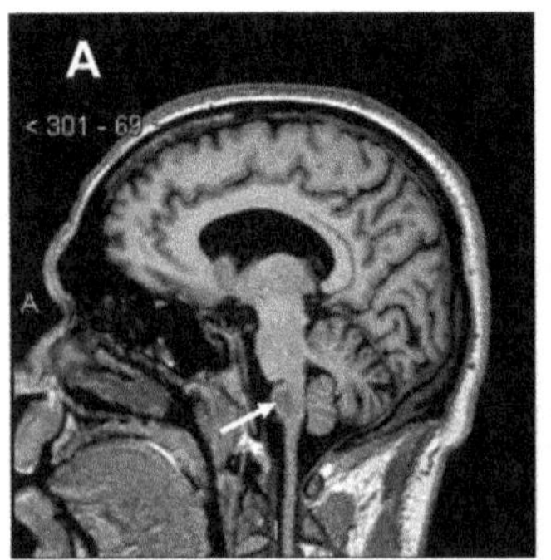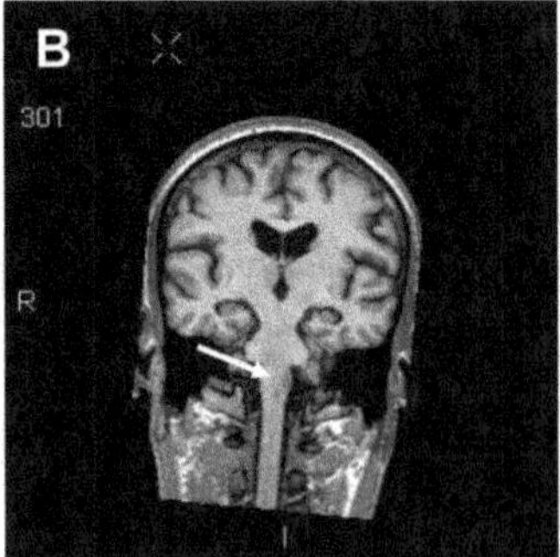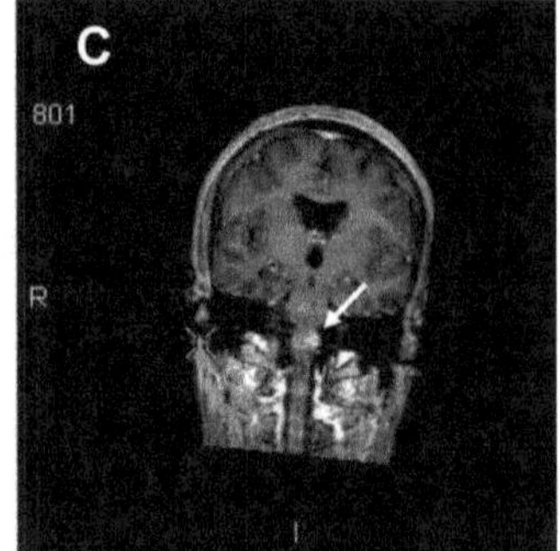

Figura 1. Resonancia magnética (FFE-T1) que muestra una lesión en el tronco cerebral, hipointensa (A: corte sagital; B: corte coronal), con captación de contraste (C: corte coronal).

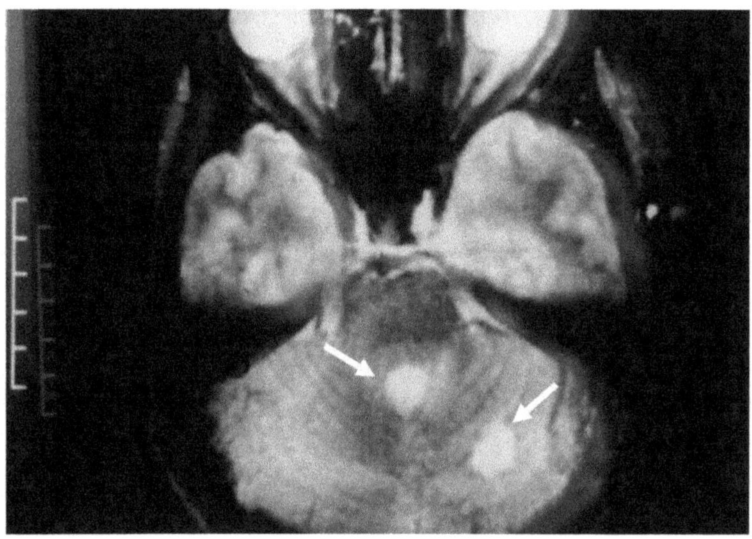

Figura 2. Resonancia magnética (densidad protónica DP-T2), en corte transversal,
que muestra lesiones hiperintensas en el cerebelo.

menudo con un componente edematoso. Pueden observarse lesiones cerebelosas
y hemisféricas acompañantes, habitualmente (aunque no siempre) subcorticales
más que periventriculares. Las lesiones agudas suelen ser únicas, mientras que
las más evolucionadas o residuales son pequeñas y múltiples.[17] En nuestros
pacientes, la frecuencia de formas parenquimatosas fue más baja (39 %) que la
de otras que hemos mencionado. En un subgrupo de 30 pacientes con enfermedad de Behçet, no seleccionados, encontramos lesiones en la RM sugerentes de
neuro-Behçet en el 40 %, en concreto en el 52,9 % de los que habían presentado clínica neurológica y en el 23,1 % de los que nunca la habían presentado.[39]
La frecuencia de tales alteraciones en la serie de García-Burillo *et al.*[40] fue del
36 % de los pacientes explorados; de ellos, el 44 % no presentaba síntomas
neurológicos. Mediante tomografía computarizada por emisión de fotón único
(SPECT), en la serie de García Hernández *et al.*[39] la frecuencia de lesiones detectadas ascendió al 82,3 % en los pacientes con clínica neurológica y al 61,5 %
en aquellos que no la habían presentado, y en la de García Burillo *et al.*[40] fue del
91,66 % y del 57,14 %, respectivamente. Comprobamos una buena correlación entre RM y SPECT, pero como antes apuntábamos, la sensibilidad de esta
última es significativamente mayor, en especial en los pacientes asintomáticos,
lo que se explica por su mayor capacidad para detectar cambios metabólicos o
de flujo muy sutiles[17] (véanse las figuras 1 a 4). Por tanto, incluso en ausencia

de síntomas, la afectación cerebral parenquimatosa silente es muy frecuente en los pacientes con enfermedad de Behçet, consecuencia a la que también se llega mediante el estudio de los potenciales evocados.[41,42] Aunque el rendimiento de este método es menor, puede ser de ayuda en el diagnóstico diferencial con la esclerosis múltiple.[42] Las formas parenquimatosas medulares se registran en un 10 % a 16 % de los casos de neuro-Behçet[35,37,38] (en el 6,5 % en nuestra experiencia), y las lesiones suelen afectar posterolateralmente a dos o más segmentos vertebrales y pueden localizarse en la unión cervicomedular. Pueden cursar tanto de manera aislada como asociadas a formas parenquimatosas intracraneales. Los accidentes isquémicos agudos son relativamente infrecuentes en la enfermedad de Behçet[43] (entre el 1 % y el 5 %; el 6,5 % en nuestra experiencia). La RM, con técnica de imagen potenciada en difusión, permite diferenciar entre lesiones isquémicas e inflamatorias intracraneales.[17]

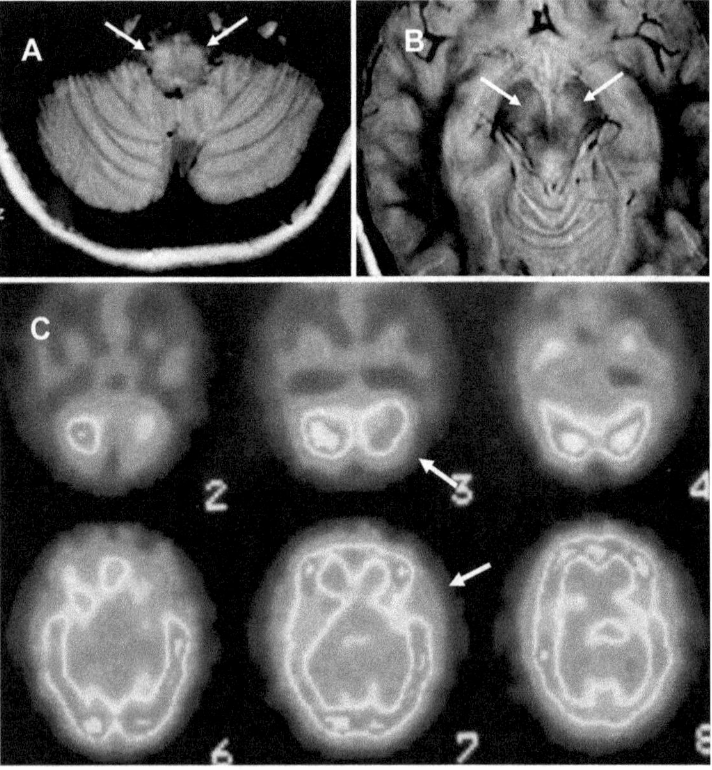

Figura 3. Resonancia magnética (densidad protónica) en corte transversal que muestra lesiones en el bulbo (A) y en los pedúnculos (B). Tomografía por emisión de fotón único (mismo paciente) que muestra hipoperfusión multifocal en el cerebelo y la región frontotemporal izquierda (C).

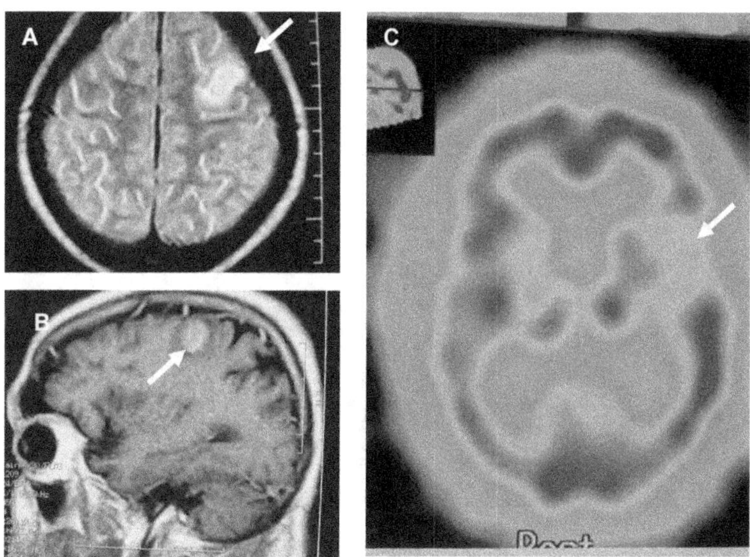

Figura 4. Resonancia magnética que muestra una lesión nodular en el hemisferio izquierdo, hiperintensa en T2 (A: corte transversal) con realce homogéneo y ligero edema perilesional (B: corte sagital). Tomografía por emisión de fotón único (mismo paciente) que muestra hipoperfusión en la región frontotemporal izquierda (C).

5.1.2   Formas no parenquimatosas

5.1.2.1   Trombosis de senos venosos/hipertensión intracraneal

En los pacientes con enfermedad de Behçet subyace un estado trombofílico que se traduce en episodios trombóticos arteriales (arteria pulmonar) o venosos (periféricos y cerebrales).[17] En la serie de Akman-Demir *et al.*[35] se describe hipertensión intracraneal en 34 pacientes con neuro-Behçet: en veinte de ellos (10 % del total de neuro-Behçet) por trombosis de senos venosos, en uno por trombosis de vena cava superior y en los trece restantes sin causa evidente. En una revisión[44] que recoge los datos de 33 estudios con un total de 290 casos de trombosis de senos venosos en pacientes con enfermedad de Behçet, su incidencia anual fue de 3/1.000 personas-año en los pacientes con enfermedad de Behçet y de 15,1/1.000 personas-año en aquellos con neuro-Behçet. En el conjunto de las series, la prevalencia de trombosis de senos venosos (en neuro-Behçet) es de alrededor del 18 %;[17] en las españolas[37,38] oscila entre el 5 % y el 10 % (cinco casos; 10,8 % de neuro-Behçet en la nuestra; otro de nuestros casos presentó una hipertensión intracraneal sin causa detectable). Las manifestaciones clínicas de la trombosis de senos venosos

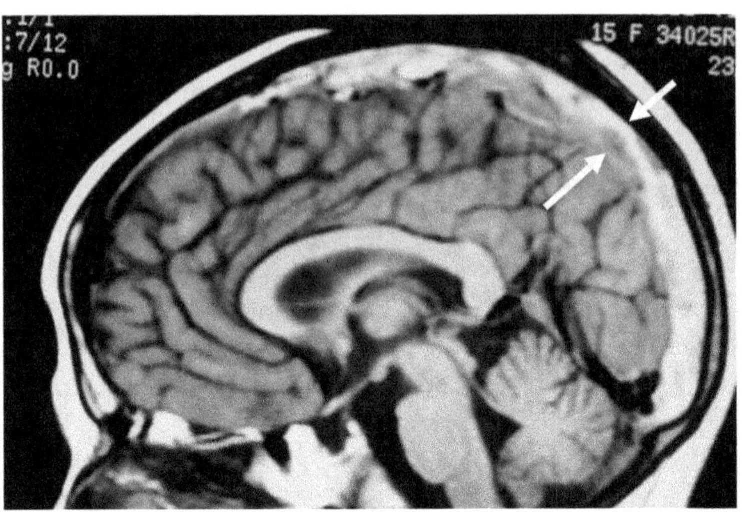

*Figura 5. Resonancia magnética con contraste (FFE-T1). Corte sagital que muestra
una trombosis parcial del seno venoso longitudinal superior (trayecto irregular).*

son las habituales del síndrome de hipertensión intracraneal: cefalea, vómitos, visión borrosa por edema de papila y parálisis del VI par[17,35], y con menos frecuencia síntomas focales (incluidos extrapiramidales), convulsiones o confusión.[42] La localización más habitual es el seno sagital superior o el transverso, o ambos.[43,44] La sospecha clínica debe confirmarse mediante tomografía computarizada (TC), RM, angio-RM o angiografía convencional[43,44] (véanse las figuras 5 y 6). En la TC pueden apreciarse signos patognomónicos, como áreas hiperdensas en las venas corticales (signo de la cuerda), en los senos durales (signo de densidad venosa) o en la prensa de Herófilo en caso de trombosis de senos venosos longitudinal (signo delta). En un 25 % a un 30 % de los casos la TC puede ser normal, pero la RM y la angio-RM confirman el diagnóstico más del 90 % de las veces. Su evolución, con tratamiento, suele ser muy favorable.

5.1.2.2 Aneurismas

La constatación de aneurismas intracraneales es inferior al 0,5 % en los pacientes con neuro-Behçet.[17,35,43] En España, Riera-Mestre[38] recoge un solo caso (ninguno en la serie de Chacón *et al.*[37] y en la nuestra) de aneurisma en la carótida interna y otro en la arteria pulmonar. Sus características más notables (en catorce casos de la literatura) son una gran frecuencia de lesiones, aspecto fusiforme, locali-

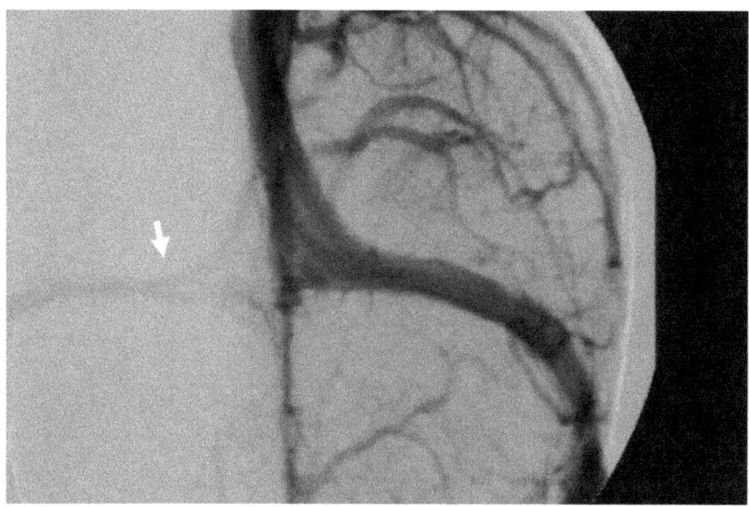

*Figura 6. Angiografía convencional en la cual puede verse una trombosis
del seno lateral derecho.*

zación periférica, signos de vasculitis en la arteria correspondiente y a menudo sensibilidad a los glucocorticoides, con los que llegan a desaparecer.[17] Rara vez se han comunicado aneurismas o disecciones en la carótida externa o en la arteria vertebral, o lesiones vasculíticas.

5.2 Sistema nervioso periférico

5.2.1 Neuropatía periférica y mononeuritis múltiple

Pueden afectarse los pares craneales (aisladamente o en conjunción con formas parenquimatosas endocraneales) o los nervios periféricos (neuropatía sensitivo-motora, síndrome de Guillain-Barré, mononeuritis múltiple, neuropatía autonómica o anormalidades subclínicas de la conducción nerviosa). La afectación de los pares craneales se detectó en el 60 % de los casos de Riera-Mestre *et al.*[38] La neuropatía óptica se observa en el 0,5 % al 1 % de estos pacientes.[17,35] Nosotros hemos hallado afectación de los pares craneales en diez casos (21,7 %): dos con neuritis óptica, seis con parálisis facial periférica (un caso bilateral alternante con hemianopsia y afectación del par XI) y uno con parálisis simultánea de los pares III y VI. Otros tres pacientes (6,5 %) presentaron una polineuropatía distal sensitivomotora de predominio axonal. En contra de esta aparente rareza, Atasoy *et al.*[45] encuentran un importante porcentaje de neuropatía periférica (18 %) en sujetos asintomáticos.

5.2.2 Miositis

Son sumamente raras en la enfermedad de Behçet, pero su frecuencia es algo mayor en los niños. La electromiografía y la RM son muy útiles para confirmarla en casos de sospecha.[46] Se han comunicado casos relacionados con el tratamiento con colchicina.

5.3 Meningitis

La constatación de signos y síntomas de afectación meníngea es común (75 %) como elemento acompañante de las formas parenquimatosas (meningoence-falitis),[17] y se describe también en asociación con trombosis de senos venosos,[43] mientras que la meningitis aséptica aislada es mucho menos frecuente (0,05 % a 8 %).[17,43] En nuestra serie, la participación meníngea se detectó en el 30 % de los pacientes. Se comportó como meningitis aséptica aislada en un 15 % de los casos de neuro-Behçet, frecuencia mayor que la que observada en otras series. Fue recidivan-te en cuatro pacientes (dos con meningoencefalitis y dos con meningitis aséptica aislada; uno de estos con tres episodios), circunstancia que se considera excepcional. En el examen del LCR se observa incremento de presión, pleocitosis neutrofílica (en fases iniciales), mixta o linfocitaria (en fases más tardías), elevación moderada de proteínas (rara vez bandas oligloconales), glucosa normal y elevación de la IL-6. Siempre, sobre todo en casos de meningitis aséptica aislada aguda y en pacien-tes con tratamiento inmunosupresor, es necesario descartar un origen infeccioso.

5.4 Síntomas psiquiátricos

Se han descrito alteraciones neuropsicológicas en pacientes con enfermedad de Behçet,[47,48] principalmente ansiedad y depresión, atribuidas en general a la en-fermedad sistémica subyacente, a la fatiga, al deterioro funcional y a problemas sociológicos, y muy raras veces a la alteración directa del SNC.[17] Akman-Demir *et al.*,[35] en una valoración neuropsicológica de 74 pacientes con enfermedad de

Behçet (66 con formas parenquimatosas de neuro-Behçet) encuentran algún grado de deterioro neuropsicológico en el 87 %, en particular de la memoria (70 %) y déficit de atención (60 %), alteraciones que tendían a empeorar con el tiempo independientemente de la aparición de nuevos ataques. Nosotros aplicamos una batería contrastada de exámenes cognitivos, que incluyó los tests de los cuadrados de letras (atención), WAIS (memoria), PMA de Thurstone (habilidad y comprensión verbales y razonamiento lógico) y MMPI (personalidad y rasgos psicopatológicos), a un grupo de pacientes con enfermedad de Behçet.[39] La prevalencia de alteraciones cognitivas fue baja (12,9 %) y no hubo diferencias significativas entre pacientes con y sin clínica neurológica, ni para cada variable cognitiva aislada respecto a un grupo control (pacientes con artropatía inflamatoria crónica). En cuanto a utilidad diagnóstica, las pruebas cognitivas no fueron más útiles que la RM, pero fueron superadas significativamente por la SPECT. Hallamos una alta prevalencia de alteraciones en el MMPI, tanto en los pacientes como en los controles, que atribuimos a la influencia en la psique de una enfermedad crónica que a veces resulta invalidante (o se percibe como tal). Las escalas predominantes fueron, por orden de frecuencia, la 2 (depresión: significativamente más frecuente en los pacientes con afectación definida del SNC), la 1 (histeria) y la 8 (hipomanía). La escala de organicidad (considerada de investigación) fue significativamente más frecuente entre los pacientes que entre los controles, lo que sugiere que muchas quejas somáticas de los pacientes con enfermedad de Behçet, interpretadas como funcionales, pueden tener una base orgánica. Los tipos MMPI más frecuentes fueron el 21 y el 28. Estos hallazgos definen un perfil peculiar de los pacientes con enfermedad de Behçet (considerados como grupo): formulación de quejas somáticas múltiples, ansiedad y sentimientos disfóricos subyacentes, introversión y retracción frente a las relaciones sociales, y escasa autoconfianza. Aunque en los pacientes con alteraciones neurológicas mínimas o difícilmente valorables no observamos que las alteraciones psicométricas fueran un buen predictor de neuro-Behçet plenamente establecido, algún estudio a largo plazo concluye que estas alteraciones «menores» pueden representar una afectación orgánica silente puesta de manifiesto a lo largo del tiempo.[49]

6 Evolución y pronóstico

Se ha comunicado que un tercio de los pacientes sufre episodios agudos o subagudos únicos, otro tercio presenta recidivas y, en el resto, el curso es progresivo (en especial en los hombres y con formas parenquimatosas, que son las más graves) y puede condicionar importes secuelas y discapacidad.[17] La mortalidad se ha establecido en un 10 % a un 25 %,[17,35] pero estos datos proceden de series retrospectivas. Los avances diagnósticos y terapéuticos, aunque no contamos con estudios prospectivos que lo aseguren, han mejorado este panorama. Ninguno de nuestros pacientes ha fallecido a causa del neuro-Behçet y el porcentaje de secuelas graves es muy bajo.

7   Tratamiento del neuro-Behçet

Aunque hay guías generales de tratamiento de la enfermedad de Behçet, no contamos con estudios controlados y con suficiente número de pacientes que ofrezcan líneas de actuación consensuadas para el tratamiento del neuro-Behçet.[50] La información existente procede de series cortas, casos anecdóticos u opiniones de expertos. Es importante el diagnóstico precoz e iniciar el tratamiento cuanto antes para evitar posibles secuelas. Los glucocorticoides constituyen el tratamiento de elección. Por lo general se administran tres a cinco pulsos diarios de 1 g de metil-prednisolona por vía intravenosa seguidos de corticoterapia oral de mantenimiento (1 mg/kg al día de prednisona o equivalente con descenso paulatino a lo largo de 2 a 3 meses). Con esta pauta, dos tercios de los pacientes presentan una buena respuesta, aunque es menos favorable en los que sufren lesiones medulares.[17] Los inmunosupresores, desde el trabajo inicial con clorambucilo[2] (postergado por su toxicidad) hasta la introducción posterior de la azatioprina y el metotrexato, y la más reciente del micofenolato, suelen reservarse para las recaídas, los casos de respuesta lenta o insuficiente, o el fracaso de los glucocorticoides.[17] Nuestras preferencias, en este terreno, se inclinan por la ciclofosfamida: seis pulsos mensuales de 10 mg/kg seguidos de trimestrales en número variable, dependiendo de la evolución. La ciclosporina A, de elección en los pacientes con uveítis, tiene el inconveniente de que puede dar lugar a lesiones neurológicas difícilmente distinguibles de las del neuro-Behçet,[51] por lo que en ausencia de afectación ocular es prudente evitarla.[50] Se ha utilizado ciclosporina A, con buenos resultados, en algunos casos de miositis necrosante. Aunque, también en casos de uveítis, se ha empleado interferón alfa recombinante,[52] es muy escasa la experiencia en neuro-Behçet.[53,54] En cuanto a los tratamientos biológicos, también son pocas y con resultados variables las experiencias con anticuerpos monoclonales contra el factor de necrosis tumoral (anti-TNF) en pacientes con neuro-Behçet;[55-57] igual que con la ciclosporina A, hay que prestar atención a la posible inducción de lesiones desmielinizantes. En un estudio multicéntrico realizado por Al-Araji *et al.*[57] (quince hospitales de diez países, incluido un paciente de nuestra cohorte), se recopilaron los datos de los 18 pacientes tratados con anti-TNF hasta 2010. El tratamiento consistió en infliximab (indicado por resistencia a otros tratamientos en todos los casos menos en uno) administrado durante una media de 20,9 meses (seguimiento medio de 32,8). La respuesta fue favorable en 17 de los 18 pacientes, con cambio a un anti-TNF alternativo (etanercept en nuestro caso) en dos. Cabe pensar si el empleo de tocilizumab puede ser útil (dado el incremento de la IL-6 observado en el LCR de los pacientes con neuro-Behçet). Los casos de trombosis de senos venosos deben ser tratados con glucocorticoides e inmunosupresores.[50] La elevación de la presión intracraneal debe controlarse con acetazolamida (reduce la producción de LCR) y con punciones lumbares evacuadoras repetidas (si empeora el edema de papila o progresan los síntomas neurológicos). La anticoagulación, en casos de trombosis de senos venosos, está muy discutida (la hemos utilizado sistemáticamente sin problemas) por la posibilidad de sangrado por lesiones aneurismáticas, por lo que es necesario descartarlas antes de iniciar el tratamiento anticoagulante.[50] Las lesiones vasculares responden a los glucocorticoides y a los inmunosupresores, y las complicadas pueden tratarse con cirugía o colocación de *stents*.[38]

Bibliografía

1. Mason RM, Barnes CG. Behçet's syndrome with artrhitis. Ann Rheum Dis. 1969; 28: 95-103.

2. O'Duffy JD, Goldstein NP. Neurological meningoencefalitis involvement in seven patients with Behçet's disease. Am J Med. 1976; 61: 170-8.

3. Shimizu T, Ehrlich GE, Inaba G, Hayashi K. Behçet disease (Behçet syndrome). Semin Arthritis Rheum. 1979; 8: 223-60.

4. International Study Group for Behçet's Disease. Criteria for diagnosis of Behçet's disease. Lancet. 1990; 335: 1078-80.

5. Varela JM, Sánchez Román J. Diagnóstico de la enfermedad de Behçet: ¿qué criterios utilizar? An Med Intern (Madr). 1990; 7: 165.

6. Varela Aguilar JM, Sánchez Román J, Castillo Palma MJ. Diagnóstico de la enfermedad de Behçet: nuevos criterios. An Med Intern (Madr). 1991; 8: 104.

7. Behçet H. Über rezidivierende, aphthöse, durch ein Virus verursachte Geschwüre im Mund, am Auge und an den Genitalien. Dermatol Wochenschr. 1937; 105: 1152-7.

8. Zouboulis CC, Keitel W. A historical review of early descriptions of Adamantiades-Behçet's disease. Journal Investigative Dermatology. 2002; 119: 201-5.

9. Evereklioglu C. The migration pattern, patient selection with diagnostic methodological flaw and confusing naming dilemma in Behçet disease. Eur J Echocardiography. 2007; 8: 167-73.

10. Adamantiades B. A case of relapsing iritis with hypopyon (in Greek). Archia Iatrikis Etairias (Proceedings of the Medical Society of Athens). Athens; 1930. p. 586-93.

11. Blüthe L. Zur Kenntnis des rezidivierenden Hypopyons. Inaugural-Dissertation, D Strauss. Heidelberg; 1908.

12. Shigeta T. Relapsing iritis with hypopyon and their pathological findings. Nippon Gankagakkai Zasshi. 1924; 28: 516-22.

13. Wewe H. Über rezidivierende allergische Staphylokokkenuveitis. Arch Augenheilkd. 1923; 93: 14-39.

14. Kumer L. Über Haut- und Mundschleimhauterscheinungen beim Ulcus vulvae acutum. Dermatol Z. 1930; 57: 401-11.

15. Grütz O. Stomatitis et vulvitis aphthosa chronica rezidivans (blastomycetica). Zbl Haut. 1926; 20: 415-6.

16. Berlin C. Behçet's syndrome with involvement of central nervous system. Report of a case, with necropsy, of lesions of the mouth, genitalia and eyes; review of the literature. Arch Dermatol Syph (Chicago). 1944; 49: 227-33.

17. Al-Araji A, Kidd DP. Neuro-Behçet's disease: epidemiology, clinical characteristics, and management. Lancet Neurol. 2009; 8: 192-204.

18. Peñafiel Burkhardt R, Callejas Rubio JL, Jiménez Alonso JA, Ortego Centeno N. Enfermedad de Behçet en España. Med Clin (Barc). 2007; 128: 717.

19. Barros R, Santos E, Moreira B. Clinical characterization and pattern of neurological involvement of Behçet's disease in fifteen Portuguese patients. Clin Exp Rheumatol. 2007; 24(Suppl 42): S31.

20. Lo Monaco A, La Corte R, Caniatti L, Borrelli M, Trotta F. Neurological involvement in North Italian patients with Behçet disease. Rheumatol Int. 2006; 26: 1113-9.

21. Joseph FG, Scolding NJ. Neuro-Behçet's disease in caucasians: a study of 22 patients. Eur J Neurol. 2007; 14: 174-80.

22. Castillo Palma MJ, Sánchez Román J, Ocaña Medina C, González Escribano MF, Núñez Roldán A, López-Checa F. Tipificación HLA, serológica y molecular, en pacientes andaluces con enfermedad de Behçet. Correlaciones genético-clínicas. Med Clín (Barc). 1996; 106: 121-5.

23. Calvo Penadés I, Andreu E, Lacruz Pérez L. Formas clínicas de la enfermedad de Behçet pediátrico en un área del Mediterráneo. An Esp Ped. 2002; 56(Supl 5): 111.

24. Martín M, Ibáñez MA, Jiménez Alonso, Sánchez Román J, Matarán L, Castillo MJ, *et al.* Presentación clínica de 17 casos de enfermedad de Behçet infantil. An Med Int. 1994; 11(Supl 1): 165.

25. González-Escribano MF, Rodríguez MR, Walter K, Sánchez-Roman J, García-Lozano JR, Núñez-Roldán A. Association of HLA-B51 subtypes and Behçet's disease in Spain. Tissue Antigens. 1998; 52: 78-80.

26. Mishima S, Masuda K, Izawa Y, Mochizuki M, Namba K. Behçet's disease in Japan: ophthalmologic aspects. Trans Am Ophthalmol Soc. 1979; 77: 225-79.

27. Inaba G. Clinical features of neuro-Behçet syndrome. En: Lehner T, Barnes CG, editores. Recent advances in Behçet's disease. Londres: Royal Society of Medicine Services; 1986. p. 235-46.

28. O'Duffy JD, Robertson DM, Golstein NP. Chlorambucil in the treatment of uveitis and meningoencephalitis of Behçet's disease. Am J Med. 1984; 76: 75-84.

29. Mizuki N, Ohno S, Tanaka H, Sugimura K, Seki T, Mizuki N, *et al.* Association of HLA-B51 and lack of association of class II alleles with Behçet's disease. Tissue Antigens. 1992; 40: 22-30.

30. Matsuki K, Juji T, Tokunaga K, Mochizuki M, Hayashi K, Fujino Y, *et al.* HLA antigens in Behçet's disease with refractory ocular attacks. Tissue Antigens. 1987; 29: 208-13.

31. Mizuki N, Ohno S, Kamata K, Nakamura S, Ishihara M, Sato K, *et al.* Immunogenetic mechanism of Behçet's disease. Nippon Ganka Gakkai Zasshi. 1991; 95: 783-9.

32. Choukri F, Chakib A, Himmich H, Hüe S, Caillat-Zucman S. HLA-B*51 and B*15 alleles confer predisposition to Behçet's disease in Moroccan patients. Human Immunology. 2001; 62: 180-5.

33. González-Escribano MF, Morales J, García-Lozano JR, Castillo Palma MJ, Sánchez Román J, Núñez-Roldán A, *et al.* TAP polymorphism in patients with Behçet's disease. Ann Rheum Dis. 1995; 54: 386-8.

34. Takizawa K, Takeuchi F, Nabeta H, Hirohata S, Takeuchi A, Matsumura Y. Association of transporter associated with antigen processing genes with Behçet's disease in Japanese. Autoimmunity. 2003; 36: 161-5.

35. Akman-Demir G, Serdaroglu P, Banu Tasçi B, and the Neuro-Behçet Study Group. Clinical patterns of neurological involvement in Behçet's disease: evaluation of 200 patients. Brain. 1999; 122: 2171-81.

36. Haghighi AB, Sharifzad HR, Matin S, Rezaee S. The pathological presentations of neuro-Behçet disease: a case report and review of the literature. Neurologist. 2007; 13: 209-14.

37. Chacón Peña J, Márquez Infante C, Chinchón Lara I. Manifestaciones neurológicas de la enfermedad de Behçet. Phronesis. 1989; 4: 235-52.

38. Riera-Mestre A, Martínez-Yelamos S, Martínez-Yelamos A, Ferrer I, Pujol R, Vidaller A. Clinicopathologic features and outcomes of neuro-Behçet disease in Spain: a study of 20 patients. Europ J Intern Med. 2010; 21: 536-41.

39. García Hernández FJ, Ocaña Medina C, Mateos Romero I, Sánchez Román J, García Solís D, Ruiz Franco-Baux J, et al. Utilidad de la SPECT cerebral con HMPAO-99mTc y de los test psicométricos en el diagnóstico de la afección neurológica de la enfermedad de Behçet. Med Clin (Barc). 2002; 119: 446-50.

40. García Burillo A, Castell J, Fraile M, Jacas C, Vilardell M, Ortega D, et al. Technetium-99m-HMPAO brain SPECT in Behçet's disease. J Nucl Med. 1998; 39: 950-4.

41. Graña Gil J. Utilidad de la resonancia magnética y los potenciales evocados somatosensoriales en la detección de lesiones subclínicas del sistema nervioso central en la enfermedad de Behçet. Tesis doctoral. Universidad de La Coruña. 1998. Disponible en: http: //hdl.handle.net/2183/7204.

42. Stigsby B, Bohlega S, Al-Kawia MZ, Al-Dalaan A, El-Ramahia K. Evoked potential findings in Behçet's disease. Brain-stem auditory, visual, and somatosensory evoked potentials in 44 patients. Electroenc Clin Neurophys. 1994; 92: 273-81.

43. Chae EJ, Kyung-Hyun D, Seo JB, Park SH, Kang JW, Jang YM, et al. Radiologic and clinical findings of Behçet disease: comprehensive review of multisystemic involvement. Radiographics. 2008; 28: e31.

44. Aguiar de Sousa D, Mestre T, Ferro JM. Cerebral venous thrombosis in Behçet's disease: a systematic review. J Neurol. 2011; 258: 719-27.

45. Atasoy HT, Tunc TO, Unal AE, Emre U, Koca K, Esturk E, et al. Peripheral nervous system involvement in patients with Behçet disease. Neurologist. 2007; 13: 225-30.

46. Sarui H, Maruyama T, Ito I, Yamakita N, Takeda N, Nose M, et al. Necrotising myositis in Behçet's disease: characteristic features on magnetic resonance imaging and a review of the literature. Ann Rheum Dis. 2002; 61: 751-2.

47. Epstein RS, Cummings NA, Sherwood EB, Bergsma DR. Psychiatric aspects of Behçet's syndrome. J Psychosom Res. 1970; 14: 161-72.

48. Koptagel Ilal G, Tunçer Ö, Enbiyaoglu G, Bayramoglu Z. A psychosomatic investigation of Behçet's disease. Psychother Psychosom. 1983; 40: 263-71.

49. Akman Demir G, Baykan Kurt B, Serdaroglu P, Gurvit H, Yurdakul S, Yazici H, et al. Seven years follow up of neurologic involvement in Behçet's syndrome. Arch Neurol. 1996; 53: 691-4.

50. Hatemi G, Silman A, Bang D, Bodaghi B, Chamberlain AM, Gul A, et al. EULAR recommendations for the management of Behçet disease. Ann Rheum Dis. 2008; 67: 1656-62.

51. Kötter I, Günaydin I, Batra M, Vonthein R, Stübiger N, Fierlbeck G, et al. CNS involvement occurs more frequently in patients with Behçet's disease under cyclosporin A (CSA) than under other medications – results of a retrospective analysis of 117 cases. Clin Rheumatol. 2006; 25: 482-6.

52. Sánchez Román J, Pulido Aguilera C, Castillo Palma MJ, Ocaña Medina C, Toral Peña A, López Checa F, et al. Utilización de inter-

ferón alfa-2 recombinante en el tratamiento de las uveítis autoinmunes (primarias o asociadas a enfermedad de Behçet). Rev Clin Esp. 1996; 196: 293-8.

53. Nichols JC, Ince A, Akduman L, Mann ES. Interferon-α2a treatment of neuro-Behçet disease. J Neuroophthalmol. 2001; 21: 109-11.

54. Abalos-Medina GM, Sánchez-Cano D, Ruiz-Villaverde G, Ruiz-Villaverde R, Quirosa Flores S, Raya Álvarez E. Successful use of infliximab in a patient with neuro-Behçet's disease. Int J Rheum Dis. 2009; 12: 264-6.

55. García Hernández FJ, Ocaña C, González León R, Garrido Rasco R, Sánchez Román J. Utilización de fármacos contra el factor de necrosis tumoral en una paciente con afección neurológica por enfermedad de Behçet. Reumatol Clin. 2007; 3: 91-2.

56. Pipitone N, Olivieri I, Padula A, D'Angelo S, Nigro A, Zuccoli G, *et al.* Infliximab for the treatment of neuro-Behçet's disease: a case series and review of the literature. Arthritis Care & Res. 2008; 59: 285-90.

57. Al-Araji A, Siva A, Saip S, Constantinescu C, Akman-Demir G, Arayssi T, *et al.* Treatment of neuro-Behçet's disease with infliximab. An international multicentre case-series of 18 patients. Clin Exp Rheumatol. 2010; 28 (Suppl 60): S-105-68, Abstr. 43.

Capítulo 7

Enfoque actual del tratamiento y del seguimiento del paciente con enfermedad de Behçet

J.L. Callejas, N. Ortego

Unidad de Enfermedades Autoinmunes Sistémicas
Hospital Universitario San Cecilio
Granada

Dirección para correspondencia
Dr. José Luis Callejas Rubio
jlcalleja@telefonica.net

Sinopsis

El tratamiento y el seguimiento de los pacientes con enfermedad de Behçet debe ser individualizado. Factores como la gravedad del órgano afectado y la recurrencia de la actividad deben tenerse en cuenta a la hora de seleccionar la mejor opción terapéutica. La evidencia científica sobre la eficacia del tratamiento en algunas manifestaciones menos frecuentes de la de la enfermedad es escasa.

Introducción

La primera idea a tener en cuenta a la hora de indicar un tratamiento y planificar el seguimiento de un paciente con enfermedad de Behçet es que ambos deben ser individualizados; la segunda, saber que el tratamiento actual va dirigido fundamentalmente al control de los síntomas para prevenir el daño orgánico y evitar las recurrencias, que son los dos factores principales a la hora de seleccionar la mejor opción terapéutica. Otros factores, como el sexo, la edad, la posibilidad de embarazo, el tiempo de evolución de la enfermedad o la influencia sobre la calidad de vida percibida por los pacientes, también deben ser valorados (véase la tabla 1).[1,2]

Otro aspecto importante a considerar en el tratamiento de los pacientes con enfermedad de Behçet es que, a diferencia de otras enfermedades autoinmunes sistémicas, como el lupus eritematoso sistémico, en el cual el tratamiento de mantenimiento con fármacos como la hidroxicloroquina puede utilizarse de fondo, en los pacientes con enfermedad de Behçet no hay ningún estudio con fármacos como la colchicina en que se demuestre que a largo plazo pueda modificar la evolución natural de la enfermedad. No obstante, parece que en algunos pacientes

Factor	Comentario
Sexo	El sexo masculino se asocia con un curso más grave de la enfermedad
Edad de inicio	Si es < 24 años, el pronóstico es peor
Duración	La gravedad es mayor en los primeros años y tiende a atenuarse con el tiempo
Gravedad	El tratamiento intensivo puede no ser necesario para síntomas leves
Recurrencia	Los brotes recidivantes pueden provocar un daño precoz irreversible
Embarazo	Usar fármacos que no interfieran con un posible embarazo
Calidad vida	La afectación ocular, articular y mucocutánea influye de forma negativa en la calidad de vida percibida

Tabla 1. Factores a tener en cuenta a la hora de elegir el tratamiento de un paciente con enfermedad de Behçet.

seleccionados, mayores de veinticinco años, la colchicina podría reducir el uso de tratamiento inmunosupresor.[3] En el tratamiento de la enfermedad de Behçet se han utilizado diferentes grupos de fármacos, bien de forma individual o combinada,[4] y es necesario señalar que la mayoría de los ensayos clínicos controlados se han realizado para valorar su eficacia en pacientes con manifestaciones fundamentalmente oftalmológicas, mucocutáneas o articulares; para manifestaciones menos frecuentes, como la del sistema nervioso central, la vascular o la gastrointestinal, disponemos básicamente de casos y series de casos.

El objetivo de este capítulo es revisar de forma global la evidencia de la eficacia de los distintos fármacos utilizados en las distintas manifestaciones de la enfermedad de Behçet; el tratamiento específico de las manifestaciones clínicas de la afectación de cada órgano se ha revisado en su capítulo correspondiente.

1   Recomendaciones básicas del tratamiento de la enfermedad de Behçet

En el año 2008, un grupo de expertos desarrolló unas recomendaciones básicas para el tratamiento de esta enfermedad a partir de los resultados de ensayos clínicos[5] (véase la tabla 2), y en 2009 se publicó una revisión sistemática de su tratamiento.[6]

Si bien es verdad que las recomendaciones están publicadas en el año 2008, la revisión bibliográfica que incluye es hasta diciembre de 2006. En este sentido, en

Manifestaciones clínicas	Recomendaciones
Mucocutáneas	– El tratamiento tópico puede mejorar los síntomas. – La colchicina puede ser útil para manifestaciones leves-moderadas, especialmente para el eritema nudoso y las aftas orales y genitales. – Los preparados de glucocorticoides *depot* pueden ser útiles para el eritema nudoso.
Artritis	– Los antiinflamatorios no esteroideos y la colchicina son útiles en la mayoría de los casos. – La azatioprina puede suprimir a largo plazo los brotes recurrentes. – En casos resistentes el tratamiento con anti-TNF-α o IFN-α puede ser eficaz.
Uveítis	– La azatioprina es el inmunosupresor de primera línea. Puede ser combinado con glucocorticoides tópicos o sistémicos, especialmente durante los brotes. – En casos de afectación retiniana o de la agudeza visual, la azatioprina debe combinarse con ciclosporina A o infliximab, además de los glucocorticoides. – El tratamiento con IFN-α, con o sin glucocorticoides, puede ser también una alternativa para la afectación ocular grave.
Trombosis venosa profunda	– La eficacia de la anticoagulación es conocida, si bien debe usarse con precaución por el riesgo de aneurismas. – Pueden ser útiles la azatioprina, los glucocorticoides, la ciclosporina A, el IFN-α y la ciclofosfamida, dependiendo su elección de la extensión y la gravedad de la afectación.
Afectación arterial	– Los aneurismas pulmonares deben tratarse de forma intensiva con bolos de ciclofosfamida y dosis altas de glucocorticoides. – En caso de hemoptisis debe usarse la embolizacion endovascular. – Además de la cirugía o de la reparación endovascular, los aneurismas periféricos deberían ser tratados con ciclofosfamida y glucocorticoides.
Afectación gastrointestinal	– Pueden utilizarse sulfasalazina, azatioprina, glucocorticoides, talidomida o infliximab.
Afectación del sistema nervioso central	– La trombosis del seno dural y los brotes de afectación parenquimatosa pueden responder a dosis altas de glucocorticoides. – Para la afectación parenquimatosa pueden ser útiles la azatioprina, la ciclofosfamida o un anti-TNF-α.

TNF-α: factor de necrosis tumoral alfa; IFN-α: interferón alfa.

Tabla 2. Recomendaciones de la European League Against Rheumatism (EULAR) para el tratamiento de las diferentes manifestaciones de la enfermedad de Behçet.

el momento de redactar este capítulo algunas de las recomendaciones pueden haberse modificado a partir de los resultados de nuevos estudios, en especial en lo que hace referencia al tratamiento con fármacos contra el factor de necrosis tumoral alfa (anti-TNF-α). En la actualidad, la eficacia del infliximab puede ser extrapolada a la de otros dos anti-TNF-α disponibles, el adalimumab[7] y el etanercept, con una eficacia superior de los dos primeros frente al etanercept para el tratamiento de las uveítis;[8] aún no hay casos descritos del tratamiento de la enfermedad de Behçet con golimumab ni con certolizumab, dos nuevos agentes anti-TNF-α, aunque ya se están publicando los primeros casos en uveítis resistentes.

2   Fármacos utilizados y principales indicaciones en la enfermedad de Behçet

En las tablas 3 y 4 se recogen los principales estudios y el grado de evidencia de los fármacos más utilizados en el tratamiento de la enfermedad de Behçet, y procedemos a describirlos de forma individualizada.

2.1   *Colchicina*

Es un fármaco alcaloide utilizado en el tratamiento de los brotes agudos de artritis gotosa, fiebre mediterránea familiar y pericarditis recidivante, que actúa fundamentalmente inhibiendo la función de los leucocitos.[9] Su uso en la enfermedad de Behçet es muy conocido. Davatchi *et al.*[10] realizaron un ensayo clínico frente a placebo en 169 pacientes con criterios de enfermedad de Behçet sin afectación orgánica mayor; la colchicina mejoró de forma significativa el índice de actividad de la enfermedad y produjo una mejoría significativa en las aftas orales y genitales, la foliculitis y el eritema nudoso. Resultados similares obtuvieron Yurdakul *et al.*[11] en su estudio con 116 pacientes (60 hombres y 56 mujeres) con enfermedad de Behçet con manifestaciones mucocutáneas, sin afectación oftálmica ni afectación de órganos mayores, en el cual la colchicina a dosis de 1-2 mg/día durante dos años redujo de forma significativa las aftas genitales, el eritema nudoso y la artritis. En casos de afectación mucosa, la administración conjunta de tacrólimus o pimecrolimús tópicos puede acortar el tiempo de respuesta a la colchicina.[12]

Con respecto al posible efecto protector de la colchicina como tratamiento de fondo en los pacientes con enfermedad de Behçet, no hay estudios clínicos prospectivos que demuestren su eficacia, como ya se comentó en la introducción.

Fármaco	Indicación	Nivel de evidencia	Grado de recomendación
Colchicina	Mucocutánea y articular	Ib	A
Azatioprina	Uveítis anterior Uveítis posterior/panuveítis Neuro-Behçet, afectación digestiva y vascular	Ib IIa IV	A B D
Ciclosporina A	Uveítis Afectación mucocutánea, vascular y digestiva	Ib IIa	A B
Anti-TNF-α	Uveítis Resto de manifestaciones	IIb IV	B D
IFN-α	Uveítis Afectación mucocutánea y articular	IIa Ib	B A
Rituximab	Vasculitis retiniana	IIa	B
Anakinra	Afectación digestiva	IV	D
Talidomida	Afectación mucocutánea y digestiva	Ib IV	A D
Lenalinomida	Afectación mucocutánea	IV	D
Dapsona	Afectación mucocutánea	Ib	A
Metotrexato	Afectación mucocutánea y neurológica	IV IV	D D

TNF-α: factor de necrosis tumoral alfa; IFN-α: interferón alfa.

Tabla 3. Nivel de evidencia y grados de recomendación de los principales fármacos utilizados en el tratamiento de la enfermedad de Behçet.

En el estudio de Hamuryudan *et al.*,[3] con 96 hombres con enfermedad de Behçet que presentaban sólo manifestaciones mucocutáneas en el momento de inclusión en el ensayo clínico, se observó que los pacientes mayores de veinticinco años que estaban en tratamiento con colchicina necesitaron a largo plazo, de forma estadísticamente significativa, un menor uso de tratamiento inmunosupresor.[3]

Las recomendaciones de la European League Against Rheumatism (EULAR) para el uso de la colchicina son el tratamiento de la afectación articular y de las manifestaciones mucocutáneas, especialmente cuando la lesión fundamental es el eritema nudoso.[5]

Intervención	Número de pacientes	Duración	Objetivo	Eficacia
Colchicina, 1 mg/24 h frente a placebo	169, estudio cruzado	4 meses	Índice de actividad global IBDDAM	2,75 frente a 3,35 $p < 0,05$
Colchicina, 1-2 mg/24 h frente a placebo	58 frente a 58	2 años	Remisión de aftas orales Remisión de aftas genitales Remisión de papulopústulas Remisión de eritema nudoso Artritis	NNT = 29 NNT = 5 NNT = 27 NNT = 4-6 $p <0,05$
Azatioprina, 2,5 mg/kg frente a placebo (sin afectación ocular)	12 frente a 13	2 años	Afectación ocular nueva	NNT = 2
Azatioprina, 2,5 mg/kg frente a placebo (con afectación ocular)	25 frente a 23	2 años	Hipopion	NNT = 4
Azatioprina, 2,5 mg/kg al día, uveítis posterior o panuveítis	157	71 meses	Respuesta clínica Dosis final de glucocorticoides	Respuesta completa 51 % Respuesta parcial 41,4 % No respuesta 7 % 55,5 frente a 10,5 mg
Ciclosporina A, 5 mg/kg al día, uveítis posterior grave o anterior recidivante	52	38 meses	Agudeza visual Brotes	AV mejor 29,8 % AV peor 30,8 % AV igual 39,4 % No brotes 50 %
Ciclosporina A, 10 mg/kg al día y luego 5 mg/kg al día frente a prednisona o clorambucilo	20 frente a 20	3 años	Prevención de empeoramiento	NNT = 4
Ciclosporina A, 10 mg/kg al día frente a colchicina	47 frente a 49	16 semanas	Brotes oculares Gravedad del brote	$p < 0,05$ $p < 0,05$
IFN-α-2a frente a placebo	23 frente a 21	12 semanas	Actividad global Remisión completa mucocutánea	$p <0,05$ NNT = 12

Continuación

Infliximab, 5-10 mg/kg frente a ciclosporina A, 3-5 mg/kg al día	17 frente a 20	6 meses	Número de brotes Agudeza visual	p <0,05 NS
Infliximab frente a prednisona, ciclosporina y azatioprina o metotrexato, vasculitis retiniana	10 frente a 33	30-36 meses	Número de brotes Duración de la remisión Agudeza visual	p < 0,0001 p < 0,001 p < 0,005
Rituximab, 1.000 mg/2 sem + metotrexato, 15 mg/sem frente a ciclofosfamida, 1.000 mg/mes + azatioprina, 2-3 mg/kg al día	10 frente a 10	6 meses	Índice TADAI ocular Agudeza visual Uveítis posterior Vasculitis retiniana	p < 0,005 NS NS NS
Talidomida frente a placebo	63 frente a 32	24 semanas	Respuesta clínica	p < 0,05
Dapsona frente a placebo	20, estudio cruzado	12 semanas	Respuesta clínica	p < 0,05

IBDDAM: índice de actividad global de la enfermedad de Behçet; NNT: número de pacientes necesarios para tratar; AV: agudeza visual; IFN-α-2a: interferón alfa 2a; NS: no significativo; TADAI: índice de actividad ajustado.

Tabla 4. Estudios más significativos con los fármacos empleados en el tratamiento de la enfermedad de Behçet.

2.2 Azatioprina

La azatioprina es un profármaco de la 6-mercaptopurina ampliamente utilizado en los pacientes con enfermedad de Behçet. La dosis habitual es de 2,5 mg/kg al día, sin superar los 200 mg al día, y tiene un efecto lento de acción, estimado en unos tres meses.

En 1997, Hamuryudan *et al.*[13] observaron que los pacientes con enfermedad de Behçet tratados con azatioprina a largo plazo por afectación ocular no sólo tenían mejor pronóstico ocular que los que sólo recibían placebo, sino que presentaban menos manifestaciones extraoculares a lo largo del tiempo, principalmente aquellos en quienes se había iniciado el tratamiento en una fase precoz. Previamente, Yazici *et al.*[14] realizaron un ensayo clínico comparado con placebo en dos grupos de pacientes con enfermedad de Behçet: uno que incluía pacientes con un tiempo de evolución de la enfermedad inferior a dos años y sin uveítis, y otro de pacientes con uveítis independientemente del tiempo de evolución de la enfermedad. La dosis de azatioprina fue de 2,5 mg/kg al día. Al final del seguimiento (dos años), el grupo tratado presentó un menor número de brotes de uveítis y mejor agudeza visual, a la vez que disminuyeron de forma significativa las aftas genitales, la artritis y las tromboflebitis. Recientemente se ha publicado[15] su eficacia en una serie de 157 pacientes con uveítis graves (uveítis posterior o panuveítis), con un 51,6 % de respondedores completos y un 41,4 % de respondedores parciales.

De acuerdo con las recomendaciones de la EULAR, la azatioprina debería usarse en cualquier paciente con enfermedad de Behçet que presente uveítis con afectación del polo posterior, y se aconseja asociarla con ciclosporina o con infliximab, y glucocorticoides, en casos graves definidos por una afectación de la retina o una pérdida significativa de la agudeza visual.[5] Se recomienda también su uso para el tratamiento de la trombosis venosa profunda, la afectación gastrointestinal, del sistema nervioso central y las manifestaciones mucocutáneas resistentes a otros tratamientos. Puede ser un tratamiento para mantener la remisión de la enfermedad en los pacientes con manifestaciones graves, como los aneurismas pulmonares.[16]

2.3 Ciclosporina A

La ciclosporina A es un inhibidor de la calcineurina utilizado para el tratamiento de diversas manifestaciones de la enfermedad de Behçet, sobre todo para las oftalmológicas. Hay dos ensayos clínicos clásicos sobre la eficacia de la ciclosporina A en la uveítis asociada a la enfermedad de Behçet.[17,18] En fecha más reciente, Ozdal *et al.*[19] evaluaron la eficacia a largo plazo (un año) del tratamiento con ciclosporina A en 52 pacientes con uveítis posterior grave o brotes anteriores recidivantes no respondedores al tratamiento convencional: la agudeza visual mejoró o no empeoró en aproximadamente dos de cada tres pacientes, y no se produjeron nuevos brotes en el 50 % de los ojos tratados.

La EULAR recomienda la asociación con azatioprina o infliximab en caso de afectación retiniana o con afectación grave de la agudeza visual.[5] Para las manifestaciones mucocutáneas resistentes a otros tratamientos, el uso de ciclosporina A puede ser eficaz, sobre todo en las lesiones tipo pioderma gangrenoso.[20] Igualmente, se ha usado para el tratamiento de la tromboflebitis.[21]

Uno de los efectos adversos más importantes del tratamiento con ciclosporina A es la nefrotoxicidad. Se ha estudiado el riesgo de deterioro de la función renal en los pacientes con enfermedad de Behçet y no parece que la duración del tratamiento ni la dosis total acumulada estén relacionadas con él.[22] En los pacientes con enfermedad de Behçet, el tratamiento con ciclosporina A parece asociarse con un riesgo aumentado de desarrollar manifestaciones neurológicas.[23] Se han publicado casos aislados de recidiva de enfermedad de Behçet neurológica tras la reintroducción de la ciclosporina A.[24] En varios estudios de casos y controles se ha observado que este aumento afecta fundamentalmente a los pacientes con afectación ocular. Se desconoce si este efecto es consecuencia de una neurotoxicidad de la ciclosporina A o si refleja una afectación más común del sistema nervioso central entre los pacientes con uveítis graves para las cuales se utiliza la ciclosporina A como tratamiento de primera línea. Hasta aclarar de manera definitiva este aspecto, parece recomendable evitar el uso de ciclosporina A en los pacientes con enfermedad de Behçet con manifestaciones neurológicas.

2.4 *Fármacos contra el factor de necrosis tumoral alfa*

Como ya hemos comentado, las recomendaciones de la EULAR se fundamentan en la revisión de la bibliografía hasta diciembre de 2006, y desde esa fecha el número de publicaciones en PubMed sobre el tratamiento con anti-TNF-α en pacientes con enfermedad de Behçet se ha multiplicado exponencialmente. En el estudio español del grupo BIOGEAS[25] se incluyeron 173 pacientes diagnosticados de enfermedad de Behçet. El etanercept es menos eficaz para el tratamiento de las uveítis en general, y por tanto no debería utilizarse en pacientes con enfermedad de Behçet con afectación oftalmológica. El infliximab y el adalimumab son igualmente eficaces, si bien cada vez son más los casos descritos de fracaso inicial o durante el seguimiento con infliximab rescatados con adalimumab. Aún no hay estudios con golimumab ni con certolizumab en la enfermedad de Behçet. En el tratamiento de la uveítis nos parecen fundamentales dos estudios[26,27] que compararon el tratamiento convencional con ciclosporina A frente a anti-TNF-α, en los cuales se observó una disminución de la inflamación, mejoría en la agudeza visual, y disminución de las complicaciones oculares y del número de recidivas en el grupo de estos nuevos fármacos. A partir de estos resultados, algunos autores recomiendan el uso de un anti-TNF-α como fármaco de primera línea en los pacientes con uveítis graves o con uveítis recidivantes con afectación de la agudeza visual.[28] La duración del tratamiento no está bien establecida, y se han descrito remisiones prolongadas tras su suspensión.[29] Se ha publicado la respuesta a los anti-TNF-α de prácticamente todas las manifestaciones de la enfermedad de Behçet resistentes al tratamiento convencional, principalmente las neurológicas, la afectación digestiva, los aneurismas de la arteria pulmonar y diversas manifestaciones articulares y mucocutáneas.[7] Sus principales efectos adversos son las complicaciones infecciosas, incluida la reactivación de una tuberculosis latente.

2.5 Interferón alfa

El IFN-α es una citocina pleiotrópica con propiedades inmunomoduladoras, antivirales y antiproliferativas, aprobada para el tratamiento de la hepatitis C y de algunos tumores hematológicos. Se ha publicado su eficacia en los pacientes con uveítis resistente asociada a enfermedad de Behçet,[30] con un efecto rápido en el control de la uveítis y con mantenimiento de la remisión a largo plazo tras su suspensión. Alpsoy *et al.*[31] realizaron un ensayo clínico en cincuenta pacientes con enfermedad de Behçet con diferentes manifestaciones clínicas, y encontraron diferencias significativas en el control de la actividad global de la enfermedad. Se han publicado también algunos casos de respuesta en pacientes con afectación digestiva y neurológica.

Sus principales efectos secundarios suelen ser dependientes de la dosis e incluyen fiebre, leucocitopenia y depresión. Según las recomendaciones de la EULAR,[5] el IFN-α debería usarse en la afectación articular, la uveítis grave y la trombosis venosa profunda.

2.6 Otros

2.6.1 Rituximab

El rituximab es un anticuerpo monoclonal quimérico dirigido frente a los linfocitos B CD 20+, aprobado para el tratamiento de ciertos linfomas y de la artritis reumatoide. Davatchi *et al.*[32] han publicado un estudio en el cual se compara su eficacia en veinte pacientes con enfermedad de Behçet frente al tratamiento inmunosupresor con ciclofosfamida (1.000 mg al mes), azatioprina (2-3 mg/kg al día) y prednisona (0,5 mg/kg al día), en pacientes con vasculitis retiniana. A los 6 meses, el rituximab fue eficaz en el control de las manifestaciones oculares graves, con una significativa mejora del índice TADAI *(Total Adjusted Disease Activity Index)*.

2.6.2 Anakinra

El anakinra es un antagonista del receptor de la interleucina 1 (IL-1) que está aprobado para el tratamiento de la artritis reumatoide, pero su uso en los síndromes autoinmunes es cada vez más frecuente. Para algunos autores, la enfermedad de Behçet comparte muchas características de estos síndromes y, por otro lado, en los pacientes con enfermedad de Behçet se han observado valores significativamente altos de IL-1 en comparación con sujetos control, tanto en pacientes con enfermedad activa como inactiva. A pesar de ello, la evidencia de la eficacia del anakinra en la enfermedad de Behçet se limita al tratamiento de una amiloidosis secundaria en un paciente con esta enfermedad y fiebre mediterránea familiar, y a un paciente con afectación gastrointestinal y vascular grave resistente a múltiples fármacos, incluido el infliximab.[33]

2.6.3 Talidomida/lenalidomida

La talidomida es un derivado del ácido glutámico con efecto inmunomodulador mediado por el bloqueo del TNF-α y la inhibición del factor nuclear kappa B (NF-κB), con una eficacia demostrada en pacientes con aftosis recurrente, incluidos aquellos con enfermedad de Behçet, y en pacientes con manifestaciones mucocutáneas a dosis de 100 mg al día,[34] si bien con un alto porcentaje de efectos secundarios. A dosis de 2 mg/kg al día se ha mostrado eficaz en el tratamiento de la afectación intestinal.

También se ha publicado un caso con buena respuesta a la lenalidomida, un análogo de la talidomida con menores efectos secundarios.

2.6.4 Dapsona

La dapsona es una sulfona, utilizada en el tratamiento de la lepra, que tiene efectos antiinflamatorios al inhibir la quimiotaxis, la migración y la función de los neutrófilos. Sharquie *et al.,*[35] en un ensayo clínico doble ciego y controlado con placebo, observaron una respuesta favorable con dapsona a dosis de 100 mg en pacientes con enfermedad de Behçet y manifestaciones mucocutáneas. En un estudio reciente,[36] el tratamiento con dapsona fue eficaz para el control de las aftas orales, sola o asociada a colchicina, en pacientes con enfermedad de Behçet y manifestaciones orales; la aparición de anemia hemolítica no fue infrecuente (37 %), y aunque este efecto secundario fue transitorio, obligó a suspender el tratamiento en el 11 % de los casos.

2.6.5   Metotrexato

A pesar de la conocida eficacia del metotrexato en el tratamiento de diferentes formas de uveítis y en la estomatitis aftosa, la literatura sobre su uso en las distintas manifestaciones de la enfermedad de Behçet es muy escasa. Creemos que es interesante el posible efecto sinérgico de su asociación con anti-TNF-α, al igual que ocurre en la artritis reumatoide.[37] En los últimos años se han publicado casos aislados de respuestas favorables a dicha combinación en pacientes con uveítis, manifestaciones cutáneas, digestivas o neurológicas resistentes a otros tratamientos. En un estudio[38] de seguimiento de pacientes con enfermedad de Behçet neurológica se logró el control de la actividad, si bien la mayoría de los pacientes experimentaron recidivas al suspender la medicación.

2.6.6   Micofenolato de mofetilo

El micofenolato de mofetilo es un inmunosupresor que se ha demostrado eficaz en el tratamiento de diferentes enfermedades autoinmunes. La evidencia de la eficacia de este fármaco en los pacientes con enfermedad de Behçet es escasa. Un estudio abierto para el control de las manifestaciones mucocutáneas tuvo que ser suspendido a causa de su ineficacia.[39] Con posterioridad se ha publicado un caso aislado de respuesta en un paciente con afectación intestinal resistente y en pacientes con afectación pulmonar.

Bibliografía

1. Alpsoy E, Donmez L, Onder M, Gunasti S, Usta A, Karincaoglu Y, *et al.* Clinical features and natural course of Behçet's disease in 661 cases: a multicentre study. Br J Dermatol. 2007; 157: 901-6

2. Onal S, Savar F, Akman M, Kazokoglu H. Vision and health related quality of life in patients with Behçet uveitis. Arch Ophthalmol. 2010; 128: 1265-71.

3. Hamuryudan V, Hatemi G, Tascilar K, Sut N, Ozyazgan Y, Seyahi E, *et al.* Prognosis of Behçet's syndrome among men with mucocutaneous involvement at diseases onset: long term outcome of patients enrolled in controlled trial. Rheumatol. 2010; 49: 173-7.

4. Alexoudi I, Kapsimali V, Vaiopoulos A, Kanakis M, Vaiopoulos G. Evaluation of current therapeutic strategies in Behçet's disease. Clin Rheumatol. 2011; 30: 157-63.

5. Hatemi G, Silman A, Bang D, Bodaghi B, Chamberlain AM, Gul A, *et al.* EULAR recommendations for the management of Behçet's disease. Ann Rheum Dis. 2008; 67: 1656-62.

6. Hatemi G, Silman A, Bang D, Bodaghi B, Chamberlaln AM, Gul A, *et al.* Management of Behçet disease: a systemic literature review for the European League Against Rheumatism evidence-based recommendations for the management of Behçet disease. Ann Rheum Dis. 2009; 68: 1528-34.

7. Callejas-Rubio JL, Sánchez-Cano D, Ríos-Férnandez R, Ortego-Centeno N. Treatment of Behçet's disease with adalimumab. Med Clin (Barc). 2008; 131: 438-9.

8. Pato E, Muñoz-Fernández S, Francisco F, Abad MA, Maese J, Ortiz A, *et al.*, Uveitis Working Group from Spanish Society of Rheumatology. Systematic review on the effectiveness of immunosuppressants and biological therapies in the treatment of autoimmune posterior uveitis. Semin Arthritis Rheum. 2011; 40: 314-23.

9. Cocco G, Chu DC, Pandolfi S. Colchicine in clinical medicine. A guide for internist. Eur J Intern Med. 2010; 21: 503-8.

10. Davatchi F, Sadeghi B, Theranj A, Shahram F, Nadji A, Shams H, *et al.* Colchicine versus placebo in Behçet's disease: randomized, double-blind, controlled crossover trial. Mod Rheumatol. 2009; 19: 542-9.

11. Yurdakul S, Mat C, Tüzün Y, Ozyazgan Y, Hamuryudan V, Uysal O, *et al.* A double-blind trial of colchicine in Behçet's syndrome. Arthritis Rheum. 2001; 44: 2686-92.

12. Köse O, Dinç A, Simsek I. Randomized trial of pimecrolimus cream plus colchicine tablets versus colchicine tablets in the treatment of genital ulcers in Behçet's disease. Dermatology. 2009; 218: 140-5.

13. Hamuryudan V, Ozyazgan Y, Hizli N, Mat C, Yurdakul S, Tüzün Y, *et al.* Azathioprine in Behçet's syndrome: effects on long-term prognosis. Arthritis Rheum. 1997; 40: 769-74.

14. Yazici H, Pazali H, Barnes CG, Tuzun Y, Ozyazgan A, Silman A, *et al.* A controlled trial of azathioprine in Behçet's syndrome. N Engl J Med. 1990; 322: 281-5.

15. Saadoun D, Wechsler B, Terrada C, Hajage D, Le Thi Huong D, Resche M, *et al.* Azathioprine in severe uveitis of Behçet's disease. Arthritis Care Res. 2010; 62: 1733-8.

16. Borhani A, Safari A. Proposing an algorithm for treatment of different manifestations of neuro-Behçet's disease. Clin Rheumatol. 2010; 29: 683-6.

17. BenEzra D, Cohen E, Chajek T. Evaluation of convencional therapy versus cyclosporine A in Behçet's syndrome. Transplant Proc. 1988; 20 (Suppl 4): 136-43.

18. Masuda K, Nakajima A, Uruyama A. Double-masked trial of cyclosporin versus colchicine and long term open study od cyclosporin in Behçet's disease. Lancet. 1989; 1: 1093-6.

19. Ozdal PC, Ortac S, Taskintuna I, Firat E. Long term therapy with low dose cyclosporin A in ocular Behçet's disease. Doc Ophthalmol. 2002; 105: 301-12.

20. Lin P, Liang G. Behçet disease: recommendation for clinical management of mucocutaneous lesions. J Clin Rheumatol. 2006; 12: 282-6.

21. Cantini F, Salcarani C, Niccoli L, Padula A, Arena AI, Bellandi F, *et al.* Treatment of

thrombophlebitis of Behçet's disease with low dose cyclosporin A. Clin Exp Rheumatol. 1999; 17: 391-2.

22. Saricaoglu H, Bulbul EB, Cikman ST, Dilek K, Tunali S. Effects of long term cyclosporine A therapy on renal functions in Behçet's disease. Int J Tissue React. 2004; 26: 93-6.

23. Akman-Demir G, Ayranci O, Kurtungu M, Vanli EN, Mutlu M, Tugal-Tutkun I. Cyclosporine for Behçet's uveitis: is it associated with an increased risk of neurological involvement? Clin Exp Rheumatol. 2008; 26(4 Suppl 50): S84-90.

24. Bouomrani S, Hammami S, Brahan R, Mahjoub S. Ciclosporin-associated cerebral tumor-like location of Behçet's disease. Rev Neurol. 2010; 166: 849-54.

25. Ramos-Casals M, Brito-Zerón P, Muñoz S, Soto MJ, BIOGEAS Study Group. A systematic review of the off-label use of biological therapies in systemic autoimmune diseases. Medicine (Balt). 2008; 87: 345-64.

26. Yamada Y, Sugita S, Tanaka H, Kamoi K, Kamaguchi T, Mochizuki M. Comparison of infliximab versus cyclosporine during the initial 6-month treatment period in Behçet disease. Br J Ophthalmol. 2010; 94: 284-8.

27. Tabbara KF, Al-Hemidan Al. Infliximab effects compared to conventional therapy in the management of retinal vasculitis in Behçet disease. Am J Ophthalmol. 2008; 146: 845-50.

28. Lee RW, Dick AD. Treat early and embrace the evidence in favour of anti-TNF-alpha therapy for Behçet's uveitis. Br J Ophthalmol. 2010; 94: 269-70.

29. Adán A, Hernández V, Ortiz S, Molina JJ, Pelegrin L, Espinosa G, et al. Effects of infliximab in the treatment of refractory posterior uveitis of Behçet's disease after withdrawal of infusions. Int Ophthalmol. 2010; 30: 577-81.

30. Onal S, Kazokoglu H, Koc A, Akman M, Bavbek T, Direskeneli H, et al. Long-term efficacy and safety of low-dose and dose-escalating interferon alfa-2a therapy in refractory Behçet uveitis. Arch Ophthalmol. 2011; 129: 288-94.

31. Alpsoy E, Durusoy C, Yilmaz E, Ozgurel Y, Ermis O, Yazar S, et al. Interferon alfa-2a in the treatment of Behçet disease. Arch Dermatol. 2002; 138: 467-71.

32. Davatchi F, Shams H, Rezaipoor M, Sadeghi B, Shahram F, Nadji A, et al. Rituximab in intractable ocular lesions of Behçet's disease; randomized single-blind control study. Int J Rheum Dis. 2010; 13: 246-52.

33. Bilginer Y, Avaz NA, Ozen S. Anti-IL-1 treatment for secondary amyloidosis in an adolescent with FMF and Behçet's disease. Clin Rheumatol. 2010; 29: 209-10.

34. Hamuryudan V, Mat C, Saip S, Ozyazgan Y, Siva A, Yurdakul S, et al. Thalidomide in the treatment of the mucocutaneous lesions of the Behçet syndrome. A randomized, double-blind, placebo-controlled trial. Ann Intern Med. 1998; 128: 443-50.

35. Sharquie KE, Najim RA, Abu-Raghif AR. Dapsone in Behçet's disease: a double-blind, placebo-controlled, cross-over study. J Dermatol. 2002; 29: 267-79.

36. Lynde CB, Bruce AJ, Rogers RS. Successful treatment of complex aphtosis with colchicine and dapsone. Arch Dermatol. 2009; 145: 273-6.

37. Callejas Rubio JL, Sánchez Cano D, Serrano JL, Ortego Centeno N. Adalimumab therapy for refractory uveitis: a pilot study. J Ocul Pharmacol Ther. 2008; 24: 613-4.

38. Hirohata S, Suda H, Hashimoto T. Low-dose weekly methotrexate for progressive neuropsychiatric manifestations in Behçet's disease. J Neurol Sci. 1998; 159: 181-5.

39. Adler YD, Mansmann U, Zouboulis CC. Mycophenolate mofetil is ineffective in the treatment of mucocutaneous Adamantiades-Behçet's disease. Dermatology. 2001; 203: 322-4.

Capítulo 8

Papel de los nuevos tratamientos biológicos en la enfermedad de Behçet

A. Martínez-Berriotxoa

Sección de Enfermedades Autoinmunes Sistémicas
Servicio de Medicina Interna
Hospital Universitario Cruces
Barakaldo (Bizkaia)

Dirección para correspondencia
Dr. Agustín Martínez-Berriotxoa
agustin.martinezberriochoa@osakidetza.net

Sinopsis

El pronóstico de la enfermedad de Behçet ha mejorado notablemente en los últimos años gracias al empleo de diversos inmunosupresores en los pacientes con formas graves. Sin embargo, en un número apreciable de pacientes no es posible alcanzar un control adecuado de la enfermedad. En muchos de estos casos resistentes se han obtenido buenos resultados utilizando los denominados tratamientos biológicos, fármacos dirigidos contra dianas terapéuticas más específicas para el control de la actividad inflamatoria. La experiencia clínica publicada apoya el empleo de interferón alfa o de fármacos bloqueadores del factor de necrosis tumoral alfa (infliximab, etanercept y adalimumab) como tratamientos de segunda línea para las manifestaciones oculares, neurológicas, articulares, mucocutáneas o digestivas de la enfermedad de Behçet resistentes a la inmunosupresión convencional. La evidencia disponible sobre el empleo de otros fármacos biológicos (anakinra, rituximab, alemtuzumab, tocilizumab) es muy escasa, por lo que deben ser considerados como de tercera línea o experimentales. A pesar de que no hay ensayos clínicos prospectivos con periodos de seguimiento largos en pacientes con enfermedad de Behçet que permitan establecer recomendaciones precisas sobre las pautas de administración y la duración del tratamiento con agentes biológicos, la evidencia disponible permite hacer algunas recomendaciones generales que ayuden a la toma de decisiones por parte del clínico.

Introducción

La enfermedad de Behçet es una enfermedad inflamatoria multisistémica de causa desconocida, que cursa con manifestaciones clínicas muy variadas y con unas altas morbilidad y mortalidad. Su pronóstico ha mejorado notablemente en los últimos años gracias al empleo de diversos inmunosupresores en aquellos pacientes con formas graves.[1,2] Sin embargo, en un número apreciable de pacientes no es posible alcanzar un control adecuado de la enfermedad, tanto por una respuesta insuficiente a la inmunosupresión convencional como por la propia toxicidad y los efectos adversos del tratamiento. En muchos de estos casos se han obtenido buenos resultados utilizando los denominados tratamientos biológicos, fármacos dirigidos contra dianas terapéuticas más específicas para la actividad inflamatoria, con los cuales hay una mayor experiencia de uso en enfermedades más prevalentes, como la artritis reumatoide o la enfermedad de Crohn.

Aunque la etiopatogenia de la enfermedad de Behçet es mal conocida, diversos estudios han demostrado que la respuesta inflamatoria exagerada que se observa en estos pacientes se debe a la sobreproducción de ciertas citocinas proinflamatorias, en general sin un patrón patognomónico, entre las que destacan el factor de necrosis tumoral alfa (TNF-α) y diversas interleucinas (IL-1, IL-4, IL-6, IL-8, IL-10, IL-12, IL-13, IL-15, IL-18).[3,4] Si bien todas estas citocinas son, en teoría, dianas terapéuticas potencialmente útiles para el tratamiento de la enfermedad de Behçet, en la práctica el grueso de la experiencia clínica disponible se basa en el empleo de fármacos bloqueadores del TNF-α (infliximab, etanercept y adalimumab); sólo hay comunicaciones anecdóticas sobre el empleo en la enfermedad de Behçet de bloqueadores de la IL-1 (anakinra), así como de tratamientos de depleción de linfocitos B (rituximab, alemtuzumab). Por último, una línea diferente de tratamiento biológico la constituye el interferón alfa (IFN-α), una citocina inmunomoduladora que ha demostrado ser eficaz en ciertas manifestaciones de la enfermedad de Behçet.

1   Fármacos bloqueadores del factor de necrosis tumoral alfa

El TNF-α es una citocina proinflamatoria esencial en la inducción y el mantenimiento de la respuesta inflamatoria sistémica, y se ha demostrado que desempeña un importante papel en la actividad inflamatoria de la enfermedad de Behçet,[3-5] por lo que resulta muy plausible, desde un punto de vista biológico, que su bloqueo sea eficaz para el tratamiento de las manifestaciones de dicha enfermedad. En la actualidad disponemos de cinco fármacos bloqueadores del TNF-α: infliximab (anticuerpo monoclonal quimérico anti-TNF-α), etanercept (molécula de fusión consistente en dos moléculas del receptor p75 del TNF unidas a una fracción constante de una inmunoglobulina IgG1 humana), adalimumab y golimumab (anticuerpos monoclonales humanos anti-TNF-α), y certolizumab pegol (fracción variable pegilada de un anticuerpo monoclonal humanizado anti-TNF-α).

1.1 Evidencia sobre la eficacia del tratamiento con fármacos contra el factor de necrosis tumoral alfa

La evidencia disponible muestra que los agentes anti-TNF-α pueden disminuir la actividad inflamatoria en la enfermedad de Behçet, incluso en aquellos casos en que los glucocorticoides y la inmunosupresión convencional no han sido eficaces.[5-8] La mayor parte de esta evidencia procede de comunicaciones de casos aislados y de pequeñas series, de estudios retrospectivos y de estudios prospectivos abiertos. En una reciente revisión de Arida *et al.*[8] se identificaron 113 publicaciones (sólo una era un ensayo clínico) que incluían 369 pacientes con manifestaciones oculares, neurológicas, mucocutáneas y gastrointestinales resistentes al tratamiento convencional, más del 85 % de los cuales respondió favorablemente al tratamiento anti-TNF-α. A pesar de que la información procedente de estudios no controlados debe interpretarse siempre con cautela (debido al sesgo hacia la comunicación de resultados favorables), la evidencia global parece sólida a favor de la eficacia del tratamiento anti-TNF-α. El infliximab es el anti-TNF-α empleado en más del 80 % de los casos comunicados (en especial en la enfermedad de Behçet ocular); no hay experiencia con los dos anti-TNF-α de más reciente introducción (golimumab y certolizumab pegol).[5-8]

1.1.1 Manifestaciones oculares

La primera serie de pacientes con enfermedad de Behçet que recibieron tratamiento anti-TNF-α fue publicada en 2001.[9] Se trataba de cinco pacientes con panuveítis resistente al tratamiento inmunosupresor a quienes se administró una única infusión de 5 mg/kg de infliximab durante las primeras 48 horas del brote ocular, con una rápida mejoría (en las primeras 24 horas) y remisión casi completa o completa al cabo de una semana, acompañada de mejoría de las manifestaciones extraoculares (tales como aftas orales y artritis).[9] Esta capacidad del infliximab para reducir la inflamación en los brotes oculares agudos de la enfermedad de Behçet, así como para mejorar otras manifestaciones extraoculares en pacientes en quienes el tratamiento convencional ha fracasado, se ha confirmado en otros estudios.[5,6,8,10-19] Resulta de interés destacar que el infliximab fue eficaz en dieciocho de veinte pacientes resistentes al tratamiento con IFN-α.[8,11,13,16,18,20] La administración de infliximab en combinación con un inmunosupresor (azatioprina, metotrexato o ciclosporina) parece conseguir mejores resultados que en monoterapia.[8] Como norma general, la mejoría de la inflamación es más rápida en el segmento anterior (iridociclitis) que en el vítreo o en el segmento posterior (coroiditis, vasculitis de retina).[6,8] Se han comunicado buenos resultados en casos aislados de escleromalacia perforante, membrana neovascular coroidea y edema macular uveítico.[21-23]

En la mayor parte de los estudios mencionados, el infliximab se añadía al tratamiento inmunosupresor convencional. No hay ningún ensayo clínico y son pocos los estudios no controlados que comparen infliximab en monoterapia (asociado a glucocorticoides, pero no a otros inmunosupresores) con otros tratamientos. Tabbara *et al.*[24] compararon retrospectivamente treinta y tres pacientes con enfermedad de Behçet ocular que durante los periodos de actividad recibieron tratamiento convencional (prednisona, ciclosporina y azatioprina o metotrexato) frente a diez pacientes resistentes al tratamiento convencional tratados con prednisona oral e infliximab. Ambos grupos recibieron prednisona y azatioprina como tratamiento de mantenimiento en los periodos de remisión. El grupo tratado con infliximab obtuvo resultados significativamente mejores en cuanto a reducción de la inflamación ocular, mejoría de la agudeza visual y disminución de las complicaciones oculares. De forma similar, Yamada *et al.*[25] compararon también retrospectivamente veinte pacientes con enfermedad de Behçet tratados con ciclosporina durante los brotes de uveítis con diecisiete pacientes, resistentes o intolerantes al tratamiento convencional, tratados con infliximab, y observaron que durante los primeros seis meses de seguimiento los pacientes tratados con infliximab tuvieron un número significativamente menor de nuevos episodios de uveítis. Estos dos estudios, a pesar de que su metodología es criticable, sugieren que el infliximab puede ser más eficaz que la inmunosupresión convencional como tratamiento de primera línea en la enfermedad de Behçet ocular; sería preciso realizar ensayos clínicos con un adecuado diseño para aclarar esta cuestión. Finalmente, un estudio prospectivo observacional[26] ha comparado el tratamiento con una infusión única de infliximab (5 mg/kg) frente a glucocorticoides sistémicos (tres infusiones de 1.000 mg de metilprednisolona separadas 24 horas) e intravítreos (4 mg de triamcinolona), y ha observado una mejoría de la inflamación ocular más rápida con infliximab, así como unos resultados significativamente mejores en la resolución de la coroiditis, la vasculitis de retina y el edema macular quístico.

En algunos pacientes, un número limitado de infusiones de infliximab parece poder inducir y mantener remisiones prolongadas, de hasta tres años, aunque en la mayoría de los casos son necesarias infusiones repetidas de infliximab para el mantenimiento de la remisión.[5-8,10-12,17,19] La respuesta al tratamiento con infliximab es variable y debe individualizarse la pauta de administración, ya que algunos pacientes requieren intervalos de administración más cortos para prevenir la reaparición de la uveítis.[27] Se ha descrito la adquisición de resistencia al tratamiento con infliximab en pacientes con enfermedad de Behçet después de infusiones repetidas,[28] lo que puede hacer necesario aumentar la dosis o acortar el intervalo entre infusiones, o ambas medidas, para mantener la remisión. También se ha descrito la aparición de reacciones de hipersensibilidad,[29] que obligan a suspender el tratamiento con infliximab; en estos casos, el cambio a adalimumab es una opción razonable para mantener el bloqueo del TNF-α. Muy posiblemente, la determinación de las concentraciones plasmáticas de infliximab y de anticuerpos antiquiméricos resultase útil para ajustar el tratamiento en estas situaciones.[27,29,30] En el momento actual, estas determinaciones no son factibles fuera del ámbito de la investigación, por lo que la toma de decisiones debe basarse en criterios clínicos.

Al igual que con infliximab, se han obtenido buenos resultados con adalimumab en el tratamiento de la enfermedad de Behçet ocular, aunque el número de casos comunicados es pequeño.[6,8,29,31 34] Es eficaz en el mantenimiento de la remisión obtenida con infliximab[32,33] y como tratamiento de rescate en aquellos casos en que aparece hipersensibilidad a infliximab[29] o en los que la enfermedad se reactiva tras suspender las infusiones de infliximab.[34]

La experiencia con etanercept es reducida, aunque parece que los resultados son inferiores a los del infliximab y el adalimumab para el control de la uveítis en la enfermedad de Behçet;[8] se han descrito casos aislados en los cuales el infliximab fue eficaz tras fallar el etanercept.[35] Se encuentra en fase de reclutamiento de pacientes un ensayo clínico para analizar el efecto del etanercept en los pacientes con enfermedad de Behçet ocular tratados con metotrexato y prednisona.[36]

1.1.2 Manifestaciones mucocutáneas y articulares

En el único ensayo clínico disponible sobre tratamiento anti-TNF-α en la enfermedad de Behçet, el etanercept fue significativamente más efectivo que el placebo en la supresión de algunas manifestaciones mucocutáneas (úlceras orales y lesiones nodulares cutáneas); no se observaron diferencias en el efecto sobre las úlceras genitales ni en otras manifestaciones, debido en parte a lo reducido del ensayo (veinte pacientes tratados con etanercept, con un seguimiento de cuatro semanas).[37] La información procedente de casos aislados, series cortas y estudios prospectivos observacionales confirma que la mayoría de los pacientes tratados con etanercept, infliximab o adalimumab muestran mejoría de las manifestaciones cutáneas y articulares, aunque el motivo de instaurar el tratamiento anti-TNF-α fuese otro (con frecuencia, la enfermedad ocular).[6-9,11,12,15,16,18,19,33,38-40] Por último, el adalimumab fue eficaz en el tratamiento de las úlceras genitales previamente resistentes a infliximab y etanercept.[41]

1.1.3   *Manifestaciones del sistema nervioso central*

El infliximab ha obtenido buenos resultados en el control de la afección parenquimatosa del sistema nervioso central (SNC) en pacientes con enfermedad de Behçet resistente al tratamiento inmunosupresor convencional, tanto en las formas agudas (de inicio o recurrentes) como en las crónicas progresivas,[6-8,15,18,33,42,43] y en algunos casos se ha observado la regresión de las lesiones parenquimatosas detectadas en la resonancia magnética.[43] El etanercept también ha sido eficaz en casos concretos,[44,45] mientras que el adalimumab parece ser eficaz en el mantenimiento de los pacientes tratados inicialmente con infliximab.[33,46]

1.1.4   *Manifestaciones digestivas*

En un pequeño estudio prospectivo de Iwata *et al.*[40] fueron tratados con infliximab diez pacientes con enfermedad de Behçet y manifestaciones digestivas graves (dolor abdominal, hemorragia digestiva, engrosamiento de pared de asas, ulceraciones intestinales) que no habían respondido al tratamiento convencional. Los diez pacientes respondieron de forma favorable y rápida, tanto en las manifestaciones clínicas como en los hallazgos radiológicos y endoscópicos; se produjo también una respuesta favorable de las manifestaciones extraintestinales (mucocutáneas, oculares y articulares). Se han comunicado otros casos aislados de buena respuesta al infliximab[8,47-50] y al adalimumab[32] en pacientes con manifestaciones digestivas graves; no hay casos comunicados de tratamiento con etanercept. Un ensayo clínico de fase III aún no finalizado pretende estudiar el efecto del adalimumab en el tratamiento de pacientes japoneses con enfermedad de Behçet intestinal.[51]

1.1.5　Manifestaciones vasculares

La experiencia con el tratamiento anti-TNF-α en la enfermedad de Behçet vascular es muy limitada.[6-8] El infliximab y el adalimumab se han empleado con éxito en tres pacientes con aneurismas en la arteria pulmonar, y se ha conseguido mejoría clínica y radiológica.[52,53] Sin embargo, el infliximab no ha resultado eficaz en el tratamiento de pacientes con enfermedad de Behçet y síndrome de Budd-Chiari.[54]

1.2　Seguridad del tratamiento con fármacos contra el factor de necrosis tumoral alfa en la enfermedad de Behçet

El número de pacientes con enfermedad de Behçet tratados con anti-TNF-α y publicados es pequeño (menos de 400) y la mayoría con un seguimiento corto, por lo que es difícil sacar conclusiones sobre la seguridad. Los efectos adversos comunicados no parecen diferir de los observados en otras enfermedades.[8] Los más frecuentes son las reacciones adversas leves relacionadas con la infusión de infliximab, que no obligan a suspender el tratamiento. Se han producido infecciones oportunistas, principalmente de vías respiratorias, así como dos casos de neumonía por *Pneumocystis carinii* y uno por *Legionella pneumophila,* cinco casos de tuberculosis, dos infecciones por virus varicela-zóster, una meningitis criptocócica y una colitis por citomegalovirus.[8,12,17,19,43,55-57] El único caso de neoplasia comunicado es un linfoma no Hodgkin diagnosticado seis meses después del inicio del tratamiento con infliximab en un paciente con afección del SNC.[18] Otros efectos adversos infrecuentes han sido psoriasis y eritema nudoso.[58,59] No hay demasiados estudios sobre la aparición de autoanticuerpos inducidos por el tratamiento con anti-TNF-α en la enfermedad de Behçet, aunque podría ser un fenómeno frecuente. Elezoglou *et al.*[60] estudiaron veinte pacientes tratados con infliximab y observaron que en trece aparecieron anticuerpos antinucleares en títulos bajos, acompañados en siete casos de títulos bajos de anticuerpos anti-dsDNA y en seis de anticuerpos anti-beta(2)GPI. La inducción de estos autoanticuerpos no se asoció a manifestaciones clínicas específicas, y la persistencia o el incremento de los títulos se relacionó con la continuación del tratamiento con infliximab.

2   Fármacos bloqueadores de interleucinas

La enfermedad de Behçet comparte ciertas características fisiopatológicas con las enfermedades autoinflamatorias, conjunto de procesos caracterizados por la presencia de una respuesta inflamatoria sistémica recurrente o persistente en ausencia de una causa infecciosa, neoplásica o autoinmunitaria, de los cuales la fiebre mediterránea familiar es el más común; la prevalencia de enfermedad de Behçet es superior en los pacientes con fiebre mediterránea familiar en comparación con la población general.[61-63] En los últimos años se han venido reconociendo el papel central que ejerce la IL-1β en la patogenia de las enfermedades autoinflamatorias y la utilidad de los fármacos bloqueadores de la IL-1 (anakinra, canakinumab) en su tratamiento.[63] Por ello, algunos autores han propuesto que el bloqueo de la IL-1 podría resultar útil en los pacientes con enfermedad de Behçet resistente al tratamiento convencional. La experiencia clínica es limitada, ya que sólo se han comunicado dos casos de enfermedad de Behçet tratados con anakinra. El primero es el de una mujer de 75 años con fiebre intermitente y manifestaciones mucocutáneas de la enfermedad, en la cual habían fracasado diferentes tratamientos, incluyendo infliximab; tras iniciar anakinra la respuesta fue rápida y se logró la remisión.[64] En el segundo caso, el anakinra fue eficaz en el tratamiento de una mujer de 17 años que presentaba amiloidosis secundaria con diagnóstico de enfermedad de Behçet y de fiebre mediterránea familiar.[65] Por último, se han comunicado resultados preliminares prometedores sobre la eficacia del gevokizumab (anticuerpo monoclonal humanizado dirigido frente a la IL-1β) en el tratamiento de la uveítis de la enfermedad de Behçet.[66]

La IL-6 es otra de las citocinas que participa en la respuesta inflamatoria de la enfermedad de Behçet; en particular, algunos estudios han demostrado que se encuentra elevada en el líquido cefalorraquídeo de los pacientes con afectación del SNC.[67] Se ha sugerido que el tocilizumab, un anticuerpo monoclonal humanizado dirigido contra la IL-6, podría ser útil en algunos pacientes con enfermedad de Behçet, pero no hay experiencia publicada.

3   Tratamientos de depleción de linfocitos B

La evidencia sobre el tratamiento con rituximab (anticuerpo monoclonal quimérico anti-CD20) es escasa en la enfermedad de Behçet. En un pequeño ensayo clínico que incluyó veinte pacientes con uveítis resistente al tratamiento inmunosupresor, Davatchi *et al.*[68] compararon rituximab (dos infusiones de 1.000 mg separadas dos semanas, asociando metotrexato y prednisona) frente a ciclofosfamida (1.000 mg mensuales, asociando azatioprina y prednisona). Tras un periodo de seis meses, el grupo tratado con rituximab mostró una mejoría significativamente superior, estimada mediante el *Total Adjusted Disease Activity Index* (TADAI). Se ha comunicado asimismo un caso de uveítis resistente a la azatioprina y los glucocorticoides en el cual se consiguió una remisión prolongada (24 meses) tras el tratamiento con rituximab.[69]

Lockwood *et al.*[70] trataron con alemtuzumab (anticuerpo monoclonal humanizado anti-CD52) a dieciocho pacientes con enfermedad de Behçet activa que habían recibido previamente tratamiento convencional. Los pacientes recibieron un único ciclo de alemtuzumab de 134 mg (en cinco dosis diarias crecientes de 4, 10, 40, 40 y 40 mg). A los seis meses de seguimiento, trece pacientes se encontraban en remisión completa (de los cuales siete recidivaron más tarde) y los cinco restantes en remisión parcial. Dos pacientes que habían recaído fueron retratados con alemtuzumab y de nuevo se controló la enfermedad. Un paciente falleció a consecuencia de un evento vascular mientras estaba en remisión; entre los efectos adversos más graves cabe destacar un caso de encefalitis herpética y dos casos de hipotiroidismo. No se han publicado posteriormente más casos de enfermedad de Behçet tratada con alemtuzumab.

4   Interferón alfa

El IFN-α es una citocina inmunomoduladora con efectos pleiotrópicos, que actúa sobre la regulación transcripcional de un gran número de genes involucrados en la respuesta antiviral, antitumoral e inflamatoria. Existen dos formas de IFN-α (IFN-α-2a e IFN-α-2b), que se utilizan en el tratamiento de infecciones víricas (hepatitis crónica B y C) y de ciertos tumores (neoplasias hematológicas, melanoma). Tanto el IFN-α-2a como el IFN-α-2b han resultado beneficiosos en el tratamiento de la enfermedad de Behçet, pero el IFN-α-2a parece superior al IFN-α-2b.[71,72]

Los datos procedentes de series de casos y de estudios retrospectivos (más de 300 pacientes tratados) muestran que el IFN-α es eficaz en el tratamiento de la enfermedad de Behçet ocular, en especial en aquellos pacientes que presentan vasculitis retiniana;[71-77] no se ha publicado ningún ensayo clínico controlado, pero se encuentra en fase de reclutamiento un estudio comparativo entre IFN-α y ciclosporina en la enfermedad de Behçet ocular.[78] El IFN-α consigue la remisión parcial o completa en más del 85 % de los pacientes, disminuye la frecuencia y la gravedad de los brotes de uveítis, y estabiliza o mejora la pérdida de agudeza visual; permite reducir de forma significativa la dosis diaria necesaria de prednisona. Un número importante de pacientes (entre el 20 % y el 80 % según las series) en que se consigue la remisión completa permanecen sin nuevos brotes de uveítis después de suspender el IFN-α; en los que recurren, el reinicio del tratamiento con IFN-α suele ser efectivo para el control de la enfermedad.[71-77]

En el único ensayo clínico sobre la eficacia del IFN-α en la enfermedad de Behçet publicado hasta la fecha, Alpsoy *et al.*[79] compararon IFN-α-2a frente a placebo en pacientes con enfermedad de Behçet mucocutánea sin afectación ocular ni del SNC activas. Veintitrés pacientes recibieron 6 MUI por vía subcutánea tres días a la semana, mientras que a veintiuno se les administró placebo. El IFN-α-2a redujo significativamente la duración y el dolor de las úlceras orales, así como la frecuencia de aparición de úlceras genitales y de lesiones papulopustulosas cutáneas; la frecuencia y la duración de la tromboflebitis y del eritema nudoso también se redujeron, aunque sin alcanzar significación estadística. En una revisión sobre 338 pacientes con enfermedad de Behçet tratados con IFN-α, Kötter *et al.*[71] observaron que el IFN-α fue útil para el control de las manifestaciones mucocutáneas en el 86 % de los pacientes, aunque en su mayoría se trataba de remisiones parciales; también fue beneficioso para el tratamiento de la artritis y la afectación del SNC.[71,72] Se han comunicado casos aislados de enfermedad de Behçet con formas infrecuentes de afectación del SNC (mielitis transversa, epilepsia) con buena respuesta al IFN-α.[80-82]

Prácticamente todos los pacientes tratados con IFN-α presentan síntomas pseudogripales como efecto adverso. Otros efectos adversos en los pacientes con enfermedad de Behçet son artralgias, depresión, psicosis, neutropenia, trombocitopenia, tiroiditis y alopecia difusa reversible.[71-77] La combinación de IFN-α con azatioprina puede causar mielotoxicidad grave; las recomendaciones actuales aconsejan no utilizar IFN-α en combinación con inmunosupresores.[72,83] El IFN-α se ha empleado junto a glucocorticoides y colchicina.[71-77]

5 Orientaciones generales sobre el uso de fármacos biológicos en la enfermedad de Behçet

Debido a la ausencia de ensayos clínicos controlados, las recomendaciones sobre el tratamiento biológico en la enfermedad de Behçet se basan fundamentalmente en la opinión de paneles de expertos.[6,83] Considerando la evidencia antes expuesta, las recomendaciones de expertos y las recomendaciones generales para el uso de fármacos bloqueadores del TNF-α,[84] las siguientes orientaciones generales pueden ser útiles a la hora de tomar decisiones en los tres puntos clave del tratamiento biológico: selección de los pacientes, elección del tratamiento biológico, y pautas y duración de éste.

5.1 Selección de los pacientes

Se han propuesto los siguientes criterios para considerar que un paciente es candidato a tratamiento biológico:[6,84]

- Diagnostico definitivo de enfermedad de Behçet (cumplimiento de criterios de clasificación y exclusión de otros procesos).
- Presencia de enfermedad activa, con signos objetivos de inflamación. Los pacientes con enfermedad ocular recurrente (dos o más episodios anuales de uveítis posterior o panuveítis, en especial con vasculitis de retina), afectación parenquimatosa del SNC o afectación digestiva grave son probablemente los ejemplos más claros. También puede considerarse el tratamiento biológico en pacientes seleccionados con manifestaciones mucocutáneas, articulares o digestivas recurrentes de difícil control, que reduzcan de forma significativa la calidad de vida. No hay evidencia suficiente para hacer recomendaciones respecto a la enfermedad de Behçet vascular.
- Fracaso del tratamiento inmunosupresor de primera línea o presencia de contraindicaciones o efectos adversos inaceptables. Aunque este punto es ciertamente muy subjetivo y hay que individualizarlo en función de las manifestaciones de cada paciente, el fallo de dos inmunosupresores de primera línea o el requerimiento de dosis medias-altas de glucocorticoides para el control pueden servir como orientación general.
- Ausencia de contraindicaciones para el tratamiento biológico que se decida.

5.2 Elección del tratamiento biológico

El tratamiento de primera línea de la enfermedad de Behçet consiste en el uso combinado de glucocorticoides, colchicina e inmunosupresores (azatioprina, metotrexato, ciclosporina, ciclofosfamida). Como norma general, el IFN-α y los fármacos anti-TNF-α son tratamientos de segunda línea tras el fallo de la inmunosupresión convencional; la decisión de elegir una u otra línea de tratamiento depende fundamentalmente de la experiencia personal en el manejo de estos fármacos, ya que no hay estudios comparativos entre ellos.

5.2.1   *Interferón alfa*

La principal indicación del IFN-α en la enfermedad de Behçet es el tratamiento de la afectación ocular que implica al polo posterior. En los pacientes con enfermedad de Behçet ocular y una disminución importante de la agudeza visual o enfermedad retiniana (vasculitis de retina, edema macular quístico), las recomendaciones de la European League Against Rheumatism (EULAR)[83] aconsejan añadir ciclosporina o infliximab al tratamiento con azatioprina y glucocorticoides (que se considera de primera línea), o bien iniciar el tratamiento con IFN-α asociado o no a glucocorticoides.

Respecto al resto de las manifestaciones de la enfermedad de Behçet, puede considerarse el uso de IFN-α en casos resistentes de afectación parenquimatosa del SNC, artritis o clínica mucocutánea.

5.2.2   *Fármacos contra el factor de necrosis tumoral alfa*

- El infliximab es probablemente el fármaco anti-TNF-α que debe usarse de entrada en aquellos pacientes en quienes se decide iniciar el bloqueo del TNF-α para el tratamiento de la enfermedad de Behçet ocular, la afectación parenquimatosa del SNC, las manifestaciones mucocutáneas, la artritis y la enfermedad de Behçet digestiva.
- La administración de una dosis única de 5 mg/kg de infliximab puede considerarse como tratamiento de primera línea, asociado a la inmunosupresión convencional, en la enfermedad de Behçet ocular grave que afecte al segmento posterior.
- El etanercept puede ser una alternativa al infliximab en los pacientes cuyas manifestaciones principales sean las mucocutáneas o la artritis.
- El adalimumab puede ser de utilidad como fármaco de mantenimiento de la remisión obtenida con infliximab, como tratamiento de rescate en casos

de resistencia o hipersensibilidad al infliximab, y en los pacientes en que la enfermedad se reactiva tras suspender el infliximab.

5.2.3 Otros tratamientos biológicos

El resto de los agentes biológicos (anakinra, rituximab, alemtuzumab, tocilizumab) deben considerarse como fármacos de tercera línea o experimentales, y su uso queda restringido a pacientes muy seleccionados en quienes haya fracasado el resto de las opciones terapéuticas.

5.3 Pautas y duración del tratamiento biológico

- No hay estudios prospectivos con seguimiento prolongado que permitan hacer recomendaciones precisas sobre la duración del tratamiento con fármacos biológicos, más allá de la recomendación general de que puede considerarse la suspensión del tratamiento biológico cuando el paciente lleve un tiempo razonablemente prolongado en remisión completa.
- IFN-α: las dosis adecuadas en la enfermedad de Behçet no están establecidas y han sido muy variables en las diferentes series, desde 3 MUI semanales hasta 12 MUI diarias, por lo que es preciso individualizar el tratamiento en cada paciente en función de la respuesta y los efectos adversos; 3-6 MUI por vía subcutánea tres días por semana parece una dosis de inicio razonable. No se recomienda el uso concomitante de inmunosupresores, pero puede emplearse junto con glucocorticoides y colchicina.
- Infliximab: la pauta habitual consiste en la administración de infusiones intravenosas de 5 mg/kg las semanas 0, 2 y 6, continuando luego con infusiones de mantenimiento cada 8 semanas. En función de criterios clínicos puede valorarse acortar el periodo entre infusiones o aumentar la dosis (hasta un máximo de 10 mg/kg), o ambas medidas. Se recomienda asociar un inmunosupresor (azatioprina, metotrexato o ciclosporina).
- Etanercept: la dosis habitualmente recomendada es de 50 mg semanales (25 mg por vía subcutánea dos días por semana o 50 mg en dosis única semanal).
- Adalimumab: la dosis habitualmente recomendada es de 40 mg por vía subcutánea cada dos semanas. Puede acortarse el periodo de administración en función de la respuesta clínica.

Bibliografía

1. Yurdakul S, Yazici H. Behçet's syndrome. Best Pract Res Clin Rheumatol. 2008; 22: 793-809.
2. Mendes D, Correia M, Barbedo M, Vaio T, Mota M, Gonçañves O, *et al.* Behçet's disease – a contemporary review. J Autoimmun. 2009; 32: 178-88.
3. Mendoza-Pinto C, García-Carrasco M, Jiménez-Hernández M, Jiménez-Hernández C, Riebelin-Navarro C, Nava Zavala A, *et al.* Etiopathogenesis of Behçet's disease. Autoimmun Rev. 2010; 9: 241-5.
4. Dalghous AM, Freysdottir J, Fortune F. Expression of cytokines, chemokines, and chemokine receptors in oral ulcers of patients with Behçet's disease (BD) and recurrent aphthous stomatitis is Th1-associated, although Th2-association is also observed in patients with BD. Scand J Rheumatol. 2006; 35: 472-5.
5. Karampetsou MP, Liossis SN, Sfikakis PP. TNF-α antagonists beyond approved indications: stories of success and prospects for the future. QJM. 2010; 103: 917-28.
6. Sfikakis PP, Markomichelakis N, Alpsoy E, Assaad-Khalil S, Bodaghi B, Gul A, *et al.* Anti-TNF therapy in the management of Behçet's disease – review and basis for recommendations. Rheumatology (Oxford). 2007; 46: 736-41.
7. Ramos-Casals M, Brito-Zerón P, Muñoz S, Soto MJ and the BIOGEAS Study Group. A systematic review of the off-label use of biological therapies in systemic autoimmune diseases. Medicine (Balt). 2008; 87: 345-64.
8. Arida A, Fragiadaki K, Giavri E, Sfikakis PP. Anti-TNF agents for Behçet's disease: analysis of published data on 369 patients. Semin Arthritis Rheum. 2011; 41: 61-70.
9. Sfikakis PP, Theodossiadis PG, Katsiari CG, Kaklamanis P, Markomichelakis NN. Effect of infliximab on sight-threatening panuveitis in Behçet's disease. Lancet. 2001; 358: 295-6.
10. Sfikakis PP, Kaklamanis PH, Elezoglou A, Katsilambros N, Theodossiadis PG, Papaefthimiou S, *et al.* Infliximab for recurrent, sight-threatening ocular inflammation in Adamantides-Behçet disease. Ann Intern Med. 2004; 140: 404-6.
11. Ohno S, Nakamura S, Hori S, Shimakawa M, Kawashima H, Mochizuki M, *et al.* Efficacy, safety, and pharmacokinetics of multiple administration of infliximab in Behçet's disease with refractory uveoretinitis. J Rheumatol. 2004; 31: 1362-8.
12. Tugal-Tutkun I, Mudun A, Urgancioglu M, Kamali S, Kasapoglu E, Inanc M, *et al.* Efficacy of infliximab in the treatment of uveitis that is resistant to treatment with the combination of azathioprine, cyclosporine, and corticosteroids in Behçet's disease: an open-label trial. Arthritis Rheum. 2005; 52: 2478-84.
13. Lindstedt EW, Baarsma GS, Kuijpers RW, van Hagen PM. Anti-TNF-alpha therapy for sight threatening uveitis. Br J Ophthalmol. 2005; 89: 533-6.
14. Arayssi T, Hamra R, Homeidan F, Uthman I, Awwad ST, Mroue K, *et al.* The efficacy of a single dose of infliximab in the treatment of Behçet's disease uveitis. Clin Exp Rheumatol. 2005; 23: 427.
15. Tognon S, Graziani G, Marcolongo R. Anti-TNF-α therapy in seven patients with Behçet's uveitis – advantages and controversial aspects. Ann NY Acad Sci. 2007; 1110: 474-84.
16. Accorinti M, Pirraglia MP, Paroli MP, Priori R, Conti F, Pivetti-Pezzi P. Infliximab treatment for ocular and extraocular manifestations of Behçet's disease. Jpn J Ophthalmol. 2007; 51: 191-6.
17. Niccoli L, Nannini C, Benucci M, Chindamo D, Cassara E, Salvarani C, *et al.* Long-term efficacy of infliximab in refractory posterior uveitis of Behçet's disease: a 24-month follow-up study. Rheumatology (Oxford). 2007; 46; 1161-4.
18. Giardina AR, Ferrante A, Ciccia F, Vadalà M, Giardina E, Triolo G. One year study of efficacy and safety of infliximab in the treatment of patients with ocular and neurological Behçet's disease refractory to standard immunosuppressive drugs. Rheumatol Int. 2011; 31: 33-7.
19. Al-Rayes H, Al-Swailem R, Al-Balawi M. Al-Dohayan N, Al-Zaidi S, Tariq M. Safety

and efficacy of infliximab therapy in active Behçet's uveitis: an open-label trial. Rheumatol Int. 2008; 29: 53-7.

20. Evereklioglu C, Borlu M. Sustained remission after infliximab in a child with vasculitis refractory to conventional immunosuppressives including interferon-alpha. Br J Ophthalmol. 2008; 92: 1148-9.

21. Sakellariou G, Berberidis C, Vounotrypidis P. A case of Behçet's disease with scleromalakia perforans. Rheumatology (Oxford). 2005; 44: 258-60.

22. Giansanti F, Barbela ML, Virgili G, Pieri B, Emmi L, Menchini U. Infliximab for the treatment of posterior uveitis with retinal neovascularization in Behçet's disease. Eur J Ophthalmol. 2004; 14: 445-8.

23. Markomichelakis NN, Theodossiadis PG, Pantelia E, Papaefthimiou S, Theodossiadis GP, Sfikakis PP. Infliximab for chronic cystoid macular edema associated with uveitis. Am J Ophthalmol. 2004; 138: 648-50.

24. Tabbara KF, Al-Hemidan AI. Infliximab effects compared to conventional therapy in the management of retinal vasculitis in Behçet disease. Am J Ophthalmol. 2008; 146: 845-50.

25. Yamada Y, Sugita S, Tanaka H, Kamoi K, Kawaguchi T, Mochizuki M. Comparison of infliximab versus ciclosporin during the initial 6-month treatment period in Behçet disease. Br J Ophthalmol. 2010; 94: 284-8.

26. Markomichelakis N, Delicha E, Masselos S, Fragiadaki K, Kaklamanis P, Sfikakis PP. A single infliximab infusion vs corticosteroids for acute panuveitis attacks in Behçet's disease – a comparative 4-week study. Rheumatology (Oxford). 2011; 50: 593-7.

27. Yamada Y, Sugita S, Tanaka H, Kamoi K, Takase H, Mochizuki M. Timing of recurrent uveitis in patients with Behçet's disease receiving infliximab treatment. Br J Ophthalmol. 2011; 95: 205-8.

28. Ito T, Sonoda KH, Hijioka K, Fujimoto T, Ishibashi T. Acquired resistance to infliximab against uveitis due to Behçet's disease after one year of administration. Jpn J Ophthalmol. 2010; 54: 503-4.

29. Takase K, Ohno S, Ideguchi H, Uchio E, Takeno M, Ishigatsubo Y. Successful switching to adalimumab in an infliximab-allergic patient with severe Behçet disease-related uveitis. Rheumatol Int. 2011; 31: 243-5.

30. Sugita S, Yamada Y, Mochizuki M. Relationship between serum infliximab levels and acute uveitis attacks in patients with Behçet disease. Br J Ophthalmol. 2011; 95: 549-52.

31. Mushtaq B, Saeed T, Situnayake RD, Murray PI. Adalimumab for sight-threatening uveitis in Behçet's disease. Eye. 2007; 21: 824-5.

32. van Laar JA, Missotten T, van Daele PL, Jamnitski, A, Baarsma GS, van Hagen PM. Adalimumab: a new modality for Behçet's disease? Ann Rheum Dis. 2007; 66: 565-6.

33. Martínez Berriotxoa A, Ruiz Arruza I, Ruiz Irastorza G, Egurbide Arberas M. Eficacia del tratamiento secuencial infliximab-adalimumab en enfermedad de Behçet grave: a propósito de dos casos. XXIX Congreso de la Sociedad Española de Medicina Interna; A Coruña, 2008. Comunicación IF-12.

34. Adán A, Hernández V, Ortiz S, Molina JJ, Pelegrin L, Espinosa G, *et al.* Effects of infliximab in the treatment of refractory posterior uveitis of Behçet's disease after withdrawal of infusions. Int Ophthalmol. 2010; 30: 577-81.

35. Saurenmann RK, Levin AV, Rose JB, Parker S, Rabinovitch T, Tyrrell PN, *et al.* Tumour necrosis factor alpha inhibitors in the treatment of childhood uveitis. Rheumatology. 2006; 45: 982-9.

36. Etanercept: single blind control study in ocular manifestations of Behçet's disease. Disponible en: www.ClinicalTrials.gov.

37. Melikoglu M, Fresko I, Mat C, Ozyazgan Y, Gogus F, Yurdakul S, *et al.* Short-term trial of etanercept in Behçet's disease: a double blind, placebo controlled study. J Rheumatol. 2005; 32: 98-105.

38. Haugeberg G, Velken M, Johnsen V. Successful treatment of genital ulcers with infliximab in Behçet's disease. Ann Rheum Dis. 2004; 63: 744-5.

39. Connolly M, Armstrong JS, Buckley DA. Infliximab treatment for severe orogenital ulceration in Behçet's disease. Br J Dermatol. 2005; 153: 1073-5.

40. Iwata S, Saito K, Yamaoka K, Tsujimura S, Nawata M, Suzuki K, *et al.* Effects of anti-TNF-alpha antibody infliximab in refractory entero-Behçet's disease. Rheumatology (Oxford). 2009; 48: 1012-3.

41. Olivieri I, D'Angelo S, Padula A, Leccese P, Mennillo GA. Successful treatment of recalcitrant genital ulcers of Behçet's disease with adalimumab after failure of infliximab and etanercept. Clin Expl Rheumatol. 2009; 27(Suppl 53): S112.

42. Pipitone N, Olivieri I, Padula A, D'Angelo S, Nigro A, Zuccoli G, *et al.* Infliximab for the treatment of neuro-Behçet's disease: a case series and review of the literature. Arthritis Rheum. 2008; 59: 285-90.

43. Kikuchi H, Aramaki K, Hirohata S. Effect of infliximab in progressive neuro-Behçet's syndrome. J Neurol Sci. 2008; 272: 99-105.

44. Cantarini L, Tinazzi I, Caramaschi P, Bellisai F, Brogna A, Galeazzi M. Safety and efficacy of etanercept in children with juvenile-onset Behçet's disease. Int J Immunopathol Pharmacol. 2009; 22: 551-5.

45. Alty JE, Monaghan TM, Bamford JM. A patient with neuro-Behçet's disease is successfully treated with etanercept: further evidence for the value of TNF-alpha blockade. Clin Neurol Neurosurg. 2007; 109: 279-81.

46. Belzunegui J, López L, Paniagua I, Intxausti JJ, Maíz O. Efficacy of infliximab and adalimumab in the treatment of a patient with severe neuro-Behçet's disease. Clin Exp Rheumatol. 2008; 26(4Suppl 50): S133-4.

47. Hassard PV, Binder SW, Nelson V, Vasiliauskas EA. Anti-tumor necrosis factor monoclonal antibody therapy for gastrointestinal Behçet's disease: a case report. Gastroenterology. 2001; 120: 995-9.

48. Travis SP, Czajkowski M, McGovern DP, Watson RG, Bell AL. Treatment of intestinal Behçet's syndrome with chimeric tumour necrosis factor alpha antibody. Gut. 2001; 49: 725-8.

49. Ju JH, Kwok SK, Seo SH, Yoon CH, Kim HY, Park SH. Successful treatment of life-threatening intestinal ulcer in Behçet's disease with infliximab: rapid healing of Behçet's ulcer

50. Naganuma M, Sakuraba A, Hisamatsu T, Ochiai H, Hasegawa H, Ogata H, *et al.* Efficacy of infliximab for induction and maintenance of remission in intestinal Behçet's disease. Inflamm Bowel Dis. 2008; 14: 1259-64.

51. A study of adalimumab in Japanese subjects with intestinal Behçet's disease. Disponible en: www.ClinicalTrials.gov.

52. Baki K, Villiger PM, Jenni D, Meyer T, Beer JH. Behçet's disease with life-threatening haemoptoe and pulmonary aneurysms: complete remission after infliximab treatment. Ann Rheum Dis. 2006; 65: 1531-2.

53. Endo LM, Rowe SM, Romp RL, Buckmaster MA, Atkinson TP. Pulmonary aneurysms and intracardiac thrombi due to Behçet's disease in an African-American adolescent with oculocutaneous albinism. Clin Rheumatol. 2007; 26: 1537-9.

54. Seyahi E, Hamuryudan V, Hatemi G, Melikoglu M, Celik S, Fresko I, *et al.* Infliximab in the treatment of hepatic vein thrombosis (Budd-Chiari syndrome) in three patients with Behçet's syndrome. Rheumatology (Oxford). 2007; 46: 1213-4.

55. Sari I, Birlik M, Gonen C, Akar S, Gurel D, Onen F, *et al.* Cytomegalovirus colitis in a patient with Behçet's disease receiving tumor necrosis factor alpha inhibitory treatment. World J Gastroenterol. 2008; 14: 2912-4.

56. Kluger N, Poirier P, Guilpain P, Baixench MT, Cohen P, Paugam A. Cryptococcal meningitis in a patient treated with infliximab and mycophenolate mofetil for Behçet's disease. Int J Infect Dis. 2009; 13: e325.

57. Mancini G, Erario L, Gianfreda R, Oliva A, Massetti AP, Mastroianni CM, *et al.* Tuberculosis and Legionella pneumophila pneumonia in a patient receiving anti-tumour necrosis factor-alpha (anti-TNF-alpha) treatment. Clin Microbiol Infect. 2007; 13: 1036-7.

58. Sfikakis PP, Iliopoulos A, Elezoglou A, Kittas C, Stratigos A. Psoriasis induced by anti-tumor necrosis factor therapy: a paradoxical adverse reaction. Arthritis Rheum. 2005; 52: 2513-8.

59. Yücel AE, Kart-Köseoglu H, Akova YA, Demirhan B, Boyacioglu S. Failure of infliximab treatment and occurrence of erythema nodosum during therapy in two patients with Behçet's disease. Rheumatology (Oxford). 2004; 43: 394-6.

60. Elezoglou A, Kafasi N, Kaklamanis PH, Theodossiadis PG, Kapsimali V, Choremi E, *et al.* Infliximab treatment-induced formation of autoantibodies is common in Behçet's disease. Clin Exp Rheumatol. 2007; 25: S65-9.

61. Gül A. Behçet's disease as an autoinflammatory disorder. Curr Drug Targets Inflamm Allergy. 2005; 4: 81-3.

62. Direskeneli H. Autoimmunity vs autoinflammation in Behçet's disease: do we oversimplify a complex disorder? Rheumatology (Oxford). 2006; 45: 1461-5.

63. Geyer M, Müller-Ladner U. Actual status of antiinterleukin-1 therapies in rheumatic diseases. Curr Opin Rheumatol. 2010; 22: 246-51.

64. Botsios C, Sfriso P, Furlan A, Punzi L. Resistant Behçet disease responsive to anakinra. Ann Intern Med. 2008; 149: 284-6.

65. Bilginer Y, Ayaz NA, Ozen S. Anti-IL-1 treatment for secondary amyloidosis in an adolescent with FMF and Behçet's disease. Clin Rheumatol. 2010; 29: 209-10.

66. Gül A, Tugal-Tutkun I, Dinarello CA, Reznikov L, Esen BA, Mirza A, *et al.* Interleukin-1β-regulating antibody XOMA 052 (gevokizumab) in the treatment of acute exacerbations of resistant uveitis of Behçet's disease: an open-label pilot study. Ann Rheum Dis. 2011; Nov 14 (Epub ahead of print).

67. Borhani Haghighi A, Safari A. Tocilizumab may be a potential addition to our weapons against neuro-Behçet's disease. Med Hypotheses. 2008; 71: 156-7.

68. Davatchi F, Shams H, Rezaipoor M, Sadeghi-Abdollahi B, Shahram F, Nadji A, *et al.* Rituximab in intractable ocular lesions of Behçet's disease; randomized single-blind control study (pilot study). Int J Rheum Dis. 2010; 13: 246-52.

69. Sadreddini S, Noshad H, Molaeefard M, Noshad R. Treatment of retinal vasculitis in Behçet's disease with rituximab. Mod Rheumatol. 2008; 18: 306-8.

70. Lockwood CM, Hale G, Waldman H, Jayne DRW. Remission induction in Behçet's disease following lymphocyte depletion by the antiCD52 antibody CAMPATH 1-H. Rheumatology. 2003; 42: 1539-44.

71. Kötter I, Günaydin I, Zierhut M, Stübiger N. The use of interferon alpha in Behçet disease: review of the literature. Semin Arthitis Rheum. 2004; 33: 320-5.

72. Kötter I, Hamuryudan V, Öztürk ZE, Yazici H. Interferon therapy in rheumatic diseases: state-of-the-art 2010. Curr Opin Rheumatol. 2010; 22: 278-83.

73. Bodaghi B, Gendron G, Wechsler B, Terrada C, Cassoux N, Huong DLT, *et al.* Efficacy of interferon alpha in the treatment of refractory and sight threatening uveitis: a retrospective monocentric study of 45 patients. Br J Ophthalmol. 2007; 91: 335-9.

74. Tugal-Tutkun I, Guney-Tefekli E, Urgancioglu M. Results of interferon-alfa therapy in patients with Behçet uveitis. Graefes Arch Clin Exp Ophthalmol. 2006; 244: 1692-5.

75. Gueudry J, Wechsler B, Terrada C, Gendron G, Cassoux N, Fardeau C, *et al.* Long-term efficacy and safety of low dose interferon alpha2a therapy in severe uveitis associated with Behçet disease. Am J Ophthalmol. 2008; 146: 837-44.

76. Krause L, Altenburg A, Pleyer U, Köhler AK, Zouboulis CC, Foerster MH, *et al.* Long-term visual prognosis of patients with ocular Adamantiades-Behçet's disease treated with interferon-alpha-2a. J Rheumatol. 2008; 35: 896-903.

77. Deuter CM, Zierhut M, Mohle A, Vonthein R, Stobiger N, Kötter I. Long-term remission after cessation of interferon-alpha treatment in patients with severe uveitis due to Behçet's disease. Arthritis Rheum. 2010; 62: 2796-805.

78. Phase III study of recombinant human interferon-alpha2a versus cyclosporin A for the treatment of ocular Behçet's disease – a national, randomised, single-masked controlled trial (INCYTOB). Disponible en: www.ClinicalTrials.gov.

79. Alpsoy E, Durusoy C, Yilmaz E, Ozgurel Y, Ermis O, Yazar S, *et al.* Interferon alfa-2a in the treatment of Behçet disease: a randomized placebo-controlled and double-blind study. Arch Dermatol. 2002; 138: 467-71.

80. Chroni E, Monastirli A, Polychronopoulos P, Pasmatzi E, Georgiou S, Vryzaki E, *et al.* Epileptic seizures as the sole manifestation of neuro-Behçet's disease: complete control under interferon-alpha treatment. Seizure. 2008; 17: 744-7.

81. Kuemmerle-Deschner JB, Tzaribachev N, Deuter C, Zierhut M, Batra M, Koetter I. Interferon-alpha – a new therapeutic option in refractory juvenile Behçet's disease with CNS involvement. Rheumatology (Oxford). 2008; 47: 1051-3.

82. Monastirli A, Chroni E, Georgiou S, Ellul J, Pasmatzi E, Papathanasopoulos P, *et al.* Interferon-a treatment for acute myelitis and intestinal involvement in severe Behçet's disease. Q J Med. 2010; 103: 787-90.

83. Hatemi G, Silman A, Bang D, Bodaghi B, Chamberlain AM, Gul A, *et al.* EULAR recommendations for the management of Behçet's disease. Ann Rheum Dis. 2008; 67: 1656-62.

84. Guías de Práctica Clínica. Sociedad Española de Medicina Interna. Recomendaciones generales sobre el uso de terapias anti-TNF en las enfermedades autoinmunes sistémicas. 2008. Disponible en: www.biogeas.org.

Capítulo 9

La enfermedad de Behçet en situaciones especiales: edad pediátrica y embarazo

M.A. Martínez-Zamora,[1] J. Antón,[2] M.I. González[2]

[1] Institut Clínic de Ginecologia, Obstetrícia i Neonatologia
Hospital Clínic de Barcelona
Barcelona

[2] Unidad de Reumatología Pediátrica
Hospital Sant Joan de Déu
Barcelona

Dirección para correspondencia
Dra. Mª Ángeles Martínez-Zamora
mazamora@clinic.ub.es

Sinopsis

El inicio de los síntomas de la enfermedad de Behçet durante la edad pediátrica es muy poco frecuente. El diagnóstico se basa en los mismos criterios que para los adultos, aunque no están validados en los niños. Suele manifestarse con úlceras orales, que sólo en la forma neonatal tienden a dejar cicatrices. A menudo el diagnóstico se retrasa hasta tres a cuatro años por falta de criterios. Son manifestaciones características la aftosis perianal, la vasculitis y la afectación del SNC. Estas últimas podrían incluirse en futuros criterios específicos de Behçet pediátrico. El tratamiento se fundamenta en la experiencia en adultos. Los fármacos contra el factor de necrosis tumoral se han mostrado como una alternativa válida a los tratamientos convencionales. El pronóstico parece peor cuanto más temprano es el inicio, sobre todo debido a las secuelas neurológicas y oftálmicas y a las complicaciones vasculares. En las mujeres embarazadas, la enfermedad de Behçet tiende a mejorar en aproximadamente la mitad de los casos y una cuarta parte empeoran. Las exacerbaciones más frecuentes son las lesiones mucocutáneas. Se aconseja una monitorización estricta durante el embarazo y el posparto, aunque no parece que la enfermedad aumente el riesgo de complicaciones fetales o neonatales.

LA ENFERMEDAD DE BEHÇET EN LA EDAD PEDIÁTRICA

Introducción

La enfermedad de Behçet es muy poco frecuente en la infancia, pues suele aparecer tras la pubertad, entre la segunda y la cuarta décadas de la vida. Sin embargo, su diagnóstico en esta población está aumentando como consecuencia del incremento del grado de sospecha de los profesionales sanitarios.[1,2]

Se incluye en el grupo de «otras vasculitis» de la clasificación específica para vasculitis en niños propuesta por la Pediatric Rheumatology European Society (PRES) y la European League Against Rheumatisms (EULAR), sin que haya criterios diagnósticos validados para la población pediátrica.

La mayoría de la información sobre la enfermedad de Behçet pediátrica está limitada a unas pocas series de casos y a algunos estudios que comparan su expresión en niños y adultos.[2-4]

1   Epidemiología

La epidemiología de la enfermedad de Behçet en la edad pediátrica es difícil de evaluar debido a la falta de homogeneidad tanto en los criterios como en la edad de su cumplimiento.

Según estudios epidemiológicos, la proporción de pacientes con inicio de los síntomas antes de los dieciséis años de edad varía entre el 3 % y el 24 %,[1] por lo que la enfermedad de Behçet pediátrica (complejo completo de síntomas en menores de dieciséis años) representa el 6,9 % de los casos.[5]

En Turquía, Ozen *et al.*[6] describen una prevalencia inferior a diez casos por 100.000 niños. La prevalencia estimada en la encuesta epidemiológica francesa realizada en 1992 fue de uno por 600.000 niños menores de quince años,[3] aunque probablemente estuviera subestimada por falta de sospecha entre los profesionales sanitarios.[7]

En población residente en Francia, Koné-Paut *et al.*[1] describen una media de inicio de los síntomas a los 7,5 años, con una distribución amplia de ± 4,3 años de desviación estándar. En población israelí, Krause *et al.*[2] describen una media de inicio de los síntomas de 6,9 años, con un pico de edad entre uno y ocho años (intervalo de dos a dieciséis años). En algunas ocasiones también se ha descrito en neonatos. La edad media al diagnóstico es de once a trece años.[1,4]

En la mayoría de las series ambos sexos se afectan con la misma frecuencia,[4] aunque se ha descrito como más frecuente el femenino en Japón y el masculino en Oriente Medio.

2   Manifestaciones clínicas

En la actualidad se está recogiendo una cohorte internacional de pacientes con sospecha de enfermedad de Behçet, seleccionados con criterios homogéneos. El objetivo de esta cohorte es establecer un algoritmo para definir la enfermedad en la edad pediátrica, así como reflejar su evolución.[7]

En las diversas series publicadas se han descrito como características de la enfermedad de Behçet en la edad pediátrica la mayor presencia de antecedentes familiares (9 % a 47 % de los casos),[1,3,4] diferencias étnicas en la frecuencia de uveítis, menos úlceras genitales (suelen aparecer después de la pubertad),[2,3] más síntomas gastrointestinales leves y artralgias,[2] vasculitis frecuente y afectación del sistema nervioso central (SNC).[2,8]

2.1 Manifestaciones mucocutáneas

La úlceras orales son el síntoma más frecuente de presentación de la enfermedad[1,3,7] y pueden persistir durante gran parte de su curso. Krause *et al.*[2] las describen como el síntoma inicial en el 84 % de los casos en población israelí, en corcondancia con el 83 % de los casos de la cohorte internacional.[7] Se presentan como brotes de aftas sumamente dolorosas, en los labios, la mucosa yugal, las encías, la lengua, el paladar, las amígdalas y la faringe.[3,9] Duran entre tres y diez días (a veces más), recurren a intervalos variables y normalmente curan sin dejar cicatriz.[9] La excepción a esto es la enfermedad neonatal, en la cual puede quedar una marcada cicatrización.[10] Es más frecuente la aftosis *minor* (lesiones múltiples de menos de 10 mm). La aftosis *major* (lesiones poco numerosas de 1 a 3 cm) es menos habitual, pero puede dejar cicatriz. Las úlceras herpetiformes (muy pequeñas, múltiples y que pueden confluir) son raras.[9]

Además, las úlceras pueden aparecer en cualquier localización del aparato digestivo, al igual que en la edad adulta, aunque la aftosis perianal parece ser un rasgo característico de la enfermedad de Behçet pediátrica.[3]

Las úlceras genitales son menos frecuentes que en los adultos.[2] Habitualmente aparecen después de las úlceras orales, con una edad media al inicio de once a doce años.[1,3,7,10] Se describen en un 31,6 % a un 94 % de los casos.[1-3,7] Son recurrentes y dolorosas, y a diferencia de las orales pueden dejar cicatriz.

Las lesiones cutáneas aparecen en el 52 % al 90 % de los casos de enfermedad de Behçet pediátrica.[2,3,7] Son variadas e incluyen eritema nudoso, lesiones papulopustulares (acneiformes), foliculitis necrotizante, púrpura y úlceras.[1,3,4,9] La edad media de aparición son los trece años.[3] La prueba de patergia ha sido positiva en el 45 % al 80 % de los pacientes en quienes se ha realizado.[2-4,7]

2.2   Manifestaciones oculares

Presentan afectación el 24 % al 80 % de los niños con enfermedad de Behçet,[1-4,7,11,12] con predominio del sexo masculino.[3,7,11,12] La principal manifestación es la uveítis: panuveítis en el 54 %, uveítis posterior en el 29 %, uveítis anterior aislada en el 15 % y uveítis intermedia en el 2 %.[3,9,11,12] Kramer *et al.*[12] describen en población israelí una edad media de inicio a los catorce años, con un intervalo de los nueve a los dieciséis años de edad. Se caracteriza por un curso crónico con exacerbaciones hiperagudas que causan una grave disminución de la agudeza visual.[9,12] Hay afectación bilateral en el 69 % al 90 % de los casos.[3,9,11,12] Las complicaciones pueden ocurrir tanto como resultado de la inflamación directa de los tejidos (retinitis, afectación del nervio óptico) como de forma indirecta (catarata, aumento de la presión intraocular, edema macular quístico y membrana epirretiniana).[12] La catarata es la complicación más frecuente del segmento anterior, y la atrofia del nervio óptico la más frecuente del posterior.[13] Algunas series describen vasculitis retiniana en un 2 % a un 24 % de los casos de enfermedad de Behçet pediátrica.[1,3,9] También se han observado conjuntivitis, papiledema y queratitis.

2.3   Enfermedad musculoesquelética

El 46 % al 76 % de los niños presentan artralgias,[2-4] y entre un 17 % y un 31,6 % artritis.[1-3] Afecta con más frecuencia a las rodillas, los tobillos, las muñecas y los codos, pero puede aparecer en otras articulaciones.[3,4,9] Habitualmente la enfermedad es oligoarticular (cuatro o menos articulaciones), pero hay afectación poliarticular en al menos un tercio de los pacientes.[3] En general no da lugar a erosiones ni destrucción articular.[9]

Puede aparecer miositis aguda localizada, multifocal o generalizada, aunque de forma muy poco frecuente en niños.[9]

2.4   Afectación del sistema nervioso central

La vasculitis y la afectación del SNC son rasgos frecuentes de la enfermedad de Behçet en la edad pediátrica que podrían incluirse en los futuros criterios de clasificación/diagnóstico para pediatría.[14,15]

La frecuencia de afectación del SNC en los niños varía entre el 5 % y el 30 %,[2,3,9,14] y es incluso mayor si se incluye la cefalea aislada.[1,7] La edad media de aparición de estas manifestaciones es a los once años, con predominio en el sexo masculino.[2] En una serie de Behçet neurológico pediátrico en Francia fue la primera manifestación en tres de doce niños.[2]

Hay dos formas principales de afectación neurológica: vascular-inflamatoria con afectación parenquimatosa, y trombosis aislada de senos venosos cerebrales con hipertensión intracraneal. Esta última tiene mejor pronóstico y es más frecuente en la infancia.

La presentación puede ser muy variada: meningoencefalitis, afectación del tronco, hipertensión intracraneal benigna, déficit neurológicos focales, mielitis transversa aislada, convulsiones, neuropatía periférica y alteraciones psiquiátricas orgánicas.[1-4,7,9,16]

2.5 Enfermedad vascular

En diversas series se ha descrito trombosis venosa en un 11 % a un 21 % de los casos de enfermedad de Behçet pediátrica.[1,3,7] Las principales localizaciones son los senos venosos cerebrales y los miembros inferiores,[3,17] aunque también se han descrito en la vena central de la retina, la vena cava, la vena hepática y la vena mesentérica.

En cuanto a la afectación arterial, puede ser en forma de trombosis, estenosis o aneurismas. Las arterias pulmonares son las más implicadas, lo cual lleva a hemoptisis con riesgo para la vida.[3,17] También se han observado trombosis de la arteria central de la retina y aneurismas de la aorta y de la arteria mesentérica.

No parece haber diferencias geográficas en cuanto a la frecuencia de complicaciones vasculares.[3]

2.6 Afectación gastrointestinal

Los principales síntomas son dolor abdominal (26 % a 40 % de los casos)[1,7] y diarrea, que puede ser con sangre. Krause *et al.*[2] han descrito en población israelí una mayor frecuencia de clínica digestiva leve (36,8 %) que en los adultos. Las lesiones del tracto gastrointestinal pueden ser indistinguibles de las que aparecen en la enfermedad de Crohn o en la colitis ulcerosa.[9] Sin embargo, a diferencia de lo que cabría esperar en estas enfermedades, en Reino Unido, en una serie de diez niños con enfermedad de Behçet, se han hallado una talla y un índice de masa corporal dentro de los límites de la normalidad, al diagnóstico y a los dos años de seguimiento.[18]

2.7 *Afectación cardiaca*

Las complicaciones cardiacas son muy infrecuentes en los niños. Se ha descrito pericarditis y trombosis auricular y ventricular.[17]

3 Diagnóstico

El diagnóstico se basa en la clínica. Para el diagnóstico de la enfermedad de Behçet en la edad pediátrica se han aplicado tanto los criterios del International Study Group (ISG) como los de Mason y Barnes, aunque ninguno de ellos ha sido validado en esta población.[9]

En general, las aftas orales son el síntoma de presentación.[9] Es necesario un alto grado de sospecha en los grupos de menor edad, puesto que manifestaciones como las úlceras genitales suelen aparecer más tardíamente y el diagnóstico se retrasa ante la ausencia de suficientes criterios. El tiempo medio desde la primera manifestación de la enfermedad hasta el diagnóstico es de tres a cuatro años.[2,3,7]

El diagnóstico diferencial incluye la enfermedad inflamatoria intestinal, la estomatitis aftosa y el eritema nodoso.[9]

4 Tratamiento

Al carecer de estudios multicéntricos que permitan valorar el tratamiento de la enfermedad de Behçet en pediatría, se depende de la experiencia en los adultos,[9,15] ajustando la posología y el control al paciente pediátrico. La principal guía son las recomendaciones de la EULAR para el tratamiento de la enfermedad de Behçet,[19] publicadas en diciembre de 2008.

En niños con afectación resistente al tratamiento convencional se ha descrito una buena respuesta con la utilización de fármacos contra el factor de necrosis tumoral (infliximab, etanercept y adalimumab).[20-22]

5 Curso y pronóstico

La enfermedad de Behçet tiende a tener un curso prolongado con brotes.

El inicio a edades más tempranas se ha asociado a una mayor gravedad,[7] y el sexo masculino con un mayor riesgo de foliculitis necrotizante, afectación ocular y complicaciones vasculares, incluyendo aneurismas arteriales y trombosis venosa profunda.[1,3]

La afectación ocular y la del SNC pueden ser extremadamente incapacitantes. En los niños se ha descrito una tasa de deterioro visual importante en el 18 % al 23 % de los casos.[12,23] Por ello es fundamental el diagnóstico precoz, seguido de la instauración de un tratamiento enérgico.

Respecto a la afectación neurológica, en una serie de doce casos de enfermedad de Behçet neurológica en niños, en Francia, se describen secuelas neurológicas en el 75 % de los casos, con consecuencias en la escolarización. La normalidad de las pruebas de neuroimagen no ayudó a predecir la ausencia de secuelas neurológicas o de dificultades en el aprendizaje. Por tanto, es importante un estricto seguimiento de estos pacientes.[23]

Entre las lesiones que pueden ser mortales se incluyen la oclusión o los aneurismas de las arterias del SNC o cardiacas, la hemorragia pulmonar y la perforación intestinal.[9] En una serie de 65 niños, la tasa de mortalidad fue del 3 %, y las causas fueron hemoptisis masiva por arteritis pulmonar y trombosis venosa múltiple.[3]

6 Enfermedad de Behçet neonatal

En la literatura se encuentran seis casos de enfermedad de Behçet neonatal; todos, excepto uno, hijos de madre con enfermedad de Behçet con clínica durante el embarazo.[8,10,24,25]

Todos los casos descritos presentaron úlceras orales, lesiones cutáneas (pústulas ulceradas, vesículas) y leucocitosis entre 21.000 y 32.000 leucocitos/µl. Tres de los seis tuvieron fiebre, tres úlceras genitales, dos fenómeno de patergia y dos afectación gastrointestinal (diarrea, vómitos, úlceras en el colon).[8,10,24,25] En un caso apareció estridor progresivo que llegó a precisar ventilación mecánica e hidrocortisona por vía intravenosa.[25] Sólo la mitad cumplían los criterios diagnósticos clásicos.[8]

En cuatro de los casos la clínica se resolvió espontáneamente sin tratamiento. En los otros dos, con clínica gastrointestinal importante, se administró prednisolona oral y hubo una buena respuesta. En todos los pacientes los síntomas se resolvieron entre las tres y las nueve semanas de vida. Las lesiones cutaneomucosas curaron dejando cicatriz.[8,10,24,25]

En cuanto a la patogenia, se ha sugerido que el paso transplacentario de anticuerpos maternos podría desempeñar un papel, al ser la clínica neonatal transitoria y ser madres con enfermedad de Behçet sintomáticas durante el embarazo. Sin embargo, esta hipótesis es discutible porque no se han aislado dichos anticuerpos y se ha descrito un caso en un hijo de madre sin enfermedad de Behçet.[8]

LA ENFERMEDAD DE BEHÇET EN EL EMBARAZO

Introducción

La enfermedad de Behçet afecta predominantemente a adultos entre la tercera y la cuarta décadas de la vida, y aunque es más frecuente en los hombres también afecta a las mujeres en edad reproductiva. Por ello, no es raro tener que realizar consejo preconcepcional o controlar la gestación en una mujer con enfermedad de Behçet.[26,27]

Las publicaciones científicas que analizan el efecto de la gestación sobre la enfermedad, o el efecto de la enfermedad sobre la gestación, son escasas y se basan en doce casos clínicos,[28-39] cinco series de casos con pocas pacientes[40-44] y dos estudios de casos y controles;[45,46] en el momento de la publicación de esta obra no hay ningún estudio prospectivo. En total se dispone de información sobre el curso de la enfermedad durante la gestación y el posparto, o sobre el resultado gestacional, en 278 gestaciones. Los resultados se exponen en los siguientes apartados.

1   Efecto de la gestación sobre la enfermedad

Los resultados de los pocos estudios publicados sobre el efecto de la enfermedad de Behçet durante la gestación son, en general, favorables. Se han publicado tanto remisiones como exacerbaciones de la enfermedad durante la gestación y el puerperio, y el efecto de la gestación sobre la actividad de la enfermedad puede diferir entre gestaciones en la misma paciente. La literatura científica analiza la evolución de la enfermedad en 220 gestaciones[29-46] y muestra que ésta tiende a mejorar durante la gestación en más de la mitad de los casos (137/220; 62 %), empeora en más de una cuarta parte de las pacientes (63/220; 29 %) y permanece estable en el resto (20/220; 9 %). Se ha propuesto que la supresión inmunitaria celular y humoral fisiológica de la gestación puede estar asociada a esta tendencia a la remisión de la enfermedad.[47] Las exacerbaciones más frecuentes son las de las lesiones mucocutáneas, en forma de úlceras orales o genitales, y con menor frecuencia la artritis y la inflamación ocular.[27,46,47] Las exacerbaciones durante la gestación pueden presentar mayor resistencia a los diferentes tratamientos, y pueden presentarse *de novo* durante el puerperio.[27] Por ello se aconseja una monitorización estricta durante el embarazo y el posparto, lo que permite un diagnóstico y un tratamiento precoces de las exacerbaciones, que podría mejorar la respuesta al tratamiento. Como se verá más adelante, durante los brotes de la enfermedad en la gestación y el puerperio pueden usarse diversos fármacos que se consideran seguros.

2　Efecto de la enfermedad sobre la gestación

Globalmente no se ha observado un aumento de las complicaciones gestacionales ni malos resultados neonatales. Hamza *et al.*[40] analizaron 21 gestaciones en ocho mujeres con enfermedad de Behçet y no encontraron complicaciones gestacionales. Marsal *et al.*[45] evaluaron 61 gestaciones en 23 mujeres con enfermedad de Behçet y no hallaron diferencias en el resultado gestacional en comparación con controles sanas. Uzun *et al.*[44] analizaron 44 gestaciones en 28 mujeres y no observaron complicaciones materno-fetales, a excepción de tres abortos espontáneos de primer trimestre en tres pacientes diferentes. El estudio de casos y controles más reciente,[46] que incluye el mayor número de casos (135 gestaciones en 31 pacientes con enfermedad de Behçet), halló un incremento de los abortos (20,7 % en las gestantes con Behçet frente a 6,6 % en las gestantes sanas), de la hipertensión gestacional (3,8 % frente a 0,3 %) y de la diabetes gestacional (9 % frente a 0,6 %) entre las mujeres con enfermedad de Behçet. Los autores atribuyen este incremento de los abortos y de las complicaciones en general al proceso vasculítico subyacente, así como al estado de hipercoagulabilidad que tiene lugar durante la gestación, pero hay que señalar que no aportan información sobre otros posibles factores desencadenantes de estas complicaciones, como el posible efecto de los fármacos que pudieran haber recibido las pacientes. No obstante, a pesar de la publicación de algún caso clínico con malos resultados obstétricos,[28] todos los estudios concluyen que el resultado neonatal es generalmente bueno, y en los dos únicos estudios de casos y controles los resultados neonatales no difirieron de los del grupo control sano.[45,46]

A pesar del sustrato de vasculitis crónica en estas pacientes, no se ha reportado un incremento de las trombosis durante la gestación o el posparto. Sí se han comunicado algunos casos de tromboflebitis y un único caso de trombosis venosa (síndrome de Budd-Chiari).[45] Por todo ello, no se aconseja profilaxis tromboembólica sistemática durante la gestación, a no ser que la paciente presente otros factores de riesgo añadidos.

3   Control gestacional

3.1   *Visita preconcepcional*

Como en toda enfermedad autoinmune, se aconseja que la paciente quede embarazada tras un periodo de remisión o estabilidad de la enfermedad, lo que permitirá usar el menor número y dosis de fármacos para su control. No queda claro si la gestación incipiente en un periodo de exacerbación de la enfermedad empeora el pronóstico de la gestación o el riesgo de un brote durante ella.

En el consejo preconcepcional es imprescindible el asesoramiento sobre los diferentes fármacos que toma la paciente y los que deberá modificar semanas o meses antes de quedar embarazada o cuando presente una prueba de embarazo positiva. La seguridad y el uso de fármacos en la gestante con enfermedad de Behçet se exponen más adelante en este capítulo.

3.2   *Seguimiento gestacional de alto riesgo*

A pesar del buen resultado obstétrico reportado globalmente en las publicaciones científicas, se aconseja una monitorización estricta durante el embarazo y el posparto, ya que permite el diagnóstico y el tratamiento precoces de las exacerbaciones y ello puede evitar complicaciones y conseguir mejores respuestas al tratamiento.[26,27,46] Hay que tener en cuenta que durante el puerperio también hay riesgo de exacerbación, por lo que en este periodo también debe realizarse un control estricto. La monitorización ha de incluir controles clínicos, analíticos y ecográficos con mayor frecuencia que en la gestante sana e individualizados según la evolución de cada gestación y el tratamiento que reciba la paciente. Hay que tener en cuenta que determinados tratamientos inmunosupresores *per se* pueden incrementar el riesgo de algunas complicaciones obstétricas, como por ejemplo la prematuridad, la rotura prematura de membranas o la diabetes gestacional en las pacientes que reciben tratamiento sistémico con glucocorticoides.

La vía del parto de elección es, igual que en las gestantes sanas, la vía vaginal. En las pacientes con úlceras genitales muy extensas puede plantearse, excepcionalmente, la realización de una cesárea electiva para finalizar la gestación.[46]

4   Uso de fármacos en las gestantes con enfermedad de Behçet

A continuación se va a comentar, brevemente, el uso de diferentes fármacos durante la gestación en la paciente con enfermedad de Behçet,[47-50] considerando las categorías de la Food and Drug Administration (FDA) de Estados Unidos para cada fármaco. A modo de resumen: la categoría A significa que hay estudios controlados y adecuados en mujeres gestantes que demuestran que no hay riesgo para el feto; la categoría B indica que estudios en animales muestran que hay un riesgo cuando estudios en humanos no lo demuestran, o que no hay estudios en humanos pero en animales no se demuestra riesgo fetal; la categoría C implica que no hay estudios en humanos y que los estudios en animales muestran riesgo, o que hay ausencia de estudios en animales, aunque los beneficios del uso del fármaco pueden superar los posibles riesgos; la categoría D indica que el fármaco produce riesgo fetal; y la categoría X significa que estudios en animales o humanos muestran un riesgo que siempre supera el beneficio de su uso.

- ***Glucocorticoides tópicos y sistémicos.*** Los glucocorticoides no fluorados, como la prednisona, la prednisolona, la metilprednisolona, la cortisona y la hidrocortisona, se consideran de categoría B, porque son metabolizados en gran medida en la placenta y tienen efecto mínimo sobre el feto. Por ello pueden utilizarse durante la gestación, aunque siempre en la dosis más baja posible. Los glucocorticoides fluorados, como la betametasona y la dexametasona, no presentan metabolismo placentario, por lo que se utilizan sólo cuando quiere tratarse al feto, y se consideran de categoría C.

  El uso de glucocorticoides durante la gestación, en especial a dosis superiores a 5-10 mg al día o durante periodos prolongados, aumenta el riesgo de diabetes gestacional, hipertensión, rotura prematura de membranas y osteoporosis. Por tanto, el manejo de la gestación en las pacientes que reciben estos fármacos debe tener en cuenta el riesgo de estas posibles complicaciones.

- ***Inhibidores de la calcitonina: ciclosporina y tacrólimus.*** Se clasifican como categoría C. En numerosos estudios con gestantes que han recibido un trasplante, utilizados en dosis estándar no parecen aumentar el riesgo de malformaciones fetales. Pueden administrarse durante la gestación, pero en la dosis más baja posible.

- ***Ciclofosfamida.*** Es de categoría D porque es teratógeno humano, además de ser un fármaco gonadotóxico. Debe suspenderse tres meses antes de planificar la gestación y no administrarlo durante ésta.

- ***Azatioprina.*** Se considera de categoría D, aunque cada vez hay más experiencia que indica que puede usarse durante el embarazo sin incrementar el riesgo de malformaciones fetales. Si es necesario, puede emplearse durante la gestación a una dosis máxima diaria de 2 mg/kg.

- ***Infliximab y etanercept.*** La experiencia con estos fármacos todavía es limitada, y por ello, aunque se consideran de categoría B, no se recomienda su uso si pueden reemplazarse por otros durante la gestación.

- ***Interferón alfa.*** Se considera de categoría C porque no se ha establecido su inocuidad en el embarazo. Podría aumentar la incidencia de abortos espontáneos, por lo que es mejor evitar su uso durante la gestación.

- ***Talidomida.*** Está contraindicada durante la gestación ya que es un conocido teratógeno humano (categoría X).

- ***Pentoxifilina.*** Se considera de categoría C, por lo que si es posible hay que evitar su uso durante la gestación.

- ***Dapsona.*** Se clasifica como categoría C y por tanto no se contraindica, pero si es posible hay que evitar su uso.

- ***Colchicina.*** Aunque se considera de categoría D, un reciente estudio de casos y controles[51] no ha hallado un aumento de la teratogenia en humanos. De todos modos, se recomienda suspenderlo durante la gestación si es posible.

- ***Micofenolato.*** Está englobado en la categoría D porque se considera que aumenta el riesgo de malformaciones fetales. Debido a su larga vida media, debe suspenderse al menos 6 semanas antes de quedar embarazada.

- ***Sulfasalazina.*** Está clasificada en la categoría B, pero en dosis altas puede causar neutropenia neonatal, por lo que no se recomienda exceder la dosis de 2 g diarios.

- ***Antiinflamatorios no esteroideos.*** En general se consideran de categoría B, por lo que pueden administrarse durante la gestación. Hay que evitar su uso en el tercer trimestre, a partir de la semana 32, ya que pueden producir una disminución del líquido amniótico (oligoamnios) o un cierre del ductus arterioso fetal.

  - *Inhibidores de la ciclooxigenasa 2.* Los inhibidores de la ciclooxigenasa 2 se consideran de categoría C debido a que no hay suficientes datos que avalen su seguridad. Debe evitarse su uso durante la gestación.

  - *Ácico acetilsalicílico en dosis bajas.* Se consideran dosis bajas las inferiores a 325 mg al día, aunque las dosis habituales empleadas como antiagregantes plaquetarios son de 60 a 150 mg al día. Está clasificado en la categoría B, como el resto de los antiinflamatorios no esteroideos, pero no es necesario suspenderlo en el tercer trimestre de la gestación porque no produce oligoamnios ni cierra prematuramente el ductus arterioso fetal. Tampoco es necesario suspender su uso antes del parto para poder realizar una anestesia locorregional como la peridural, ya que estudios prospectivos no han demostrado un aumento de los hematomas epidurales.[52]

- ***Metotrexato.*** Está contraindicado durante la gestación porque es un conocido teratógeno del SNC, de los huesos craneales, de los miembros y del paladar (categoría X). Debe suspenderse 3 meses antes de planificar la gestación, ya que sus metabolitos activos pueden permanecer en los tejidos durante varios meses tras su suspensión. Se recomienda administrar suplementos de ácido fólico antenatales y durante toda la gestación.

- ***Penicilina y derivados.*** Se consideran de categoría B, porque pueden administrarse durante la gestación.

- **Anticoagulantes orales y heparinas**

  - *Anticoagulantes orales.* Los anticoagulantes orales atraviesan la barrera placentaria y pueden producir hemorragias fetales mortales, además de malformaciones congénitas como hipoplasia nasal y otras anomalías compatibles con condrodisplasia punctata y malformaciones del SNC. Por todo ello se consideran de categoría X y deben sustituirse por heparina desde que la paciente presenta una prueba de embarazo positiva. Sólo en casos de riesgo de trombosis muy alto se mantendrá el uso de anticoagulantes orales durante la gestación antes de la semana 6 y a partir de la semana 13 hasta la semana 36 de embarazo. Entre las semanas 6 y 13, la paciente deberá recibir heparina de bajo peso molecular subcutánea o sódica intravenosa, ya que el mayor riesgo teratógeno se produce en ese periodo. A partir de la semana 36 de gestación, o antes si hay riesgo de parto prematuro, existe el riesgo de que se desencadene el parto o de que se produzcan contracciones uterinas que puedan producir hemorragias fetales, por lo que de nuevo hay que sustituir los anticoagulantes orales por heparina.

  - *Heparinas.* Se consideran de categoría B porque no atraviesan la placenta y no se han relacionado con defectos congénitos. Son de primera elección las heparinas de bajo peso molecular por su cómoda posología y buena biodisponibilidad, además de tener un menor riesgo de plaquetopenia y osteopenia/osteoporosis que las heparinas sódica y cálcica. Como todo anticoagulante, deben administrarse con precaución en el tercer trimestre y en el posparto inmediato, por el riesgo de hemorragia materna.

Bibliografía

1. Koné-Paut I, Gorchakoff-Molinas A, Weschler B, Touitou I. Paediatric Behçet's disease in France. Ann Rheum Dis. 2002; 61: 655-6.
2. Krause I, Uziel Y, Guedj D, Mukamel M, Harel L, Molad Y, *et al.* Childhood Behçet's disease: clinical features and comparison with adult-onset disease. Rheumatology. 1999; 38: 457-62.
3. Koné-Paut I, Yurdakul S, Bahabri SA, Shafae N, Ozen S, Özdogan H, *et al.* Clinical features of Behçet's disease in children: an international collaborative study of 86 cases. J Pediatr. 1998; 132: 721-5.
4. Borlu M, Ukşal Ü, Ferahbaş A, Evereklioglu C. Clinical features of Behçet's disease in children. Int J Dermatol. 2006; 45: 713-6.

5. Zouboulis CC, Kotter I, Djawari D, Kirch W, Hohl PK, Ochsendorf FR, *et al.* Epidemiological features of Amantiades Behçet's disease in Germany and Europe. Yonsei Med J. 1997; 38: 411-22.

6. Ozen S, Karaaslan Y, Ozdemir O, Saatci V, Bakkaloglu A, Koroglu E, *et al.* Prevalence of juvenile chronic arthritis and familial Mediterranean fever in Turkey. A field study. J Rheumatol. 1998; 25: 2445-9.

7. Koné-Paut I, Darce-Bello M, Shahram F, Gattorno M, Cimaz R, Ozen S, *et al.* Registries in rheumatological and musculoskeletal conditions. Paediatric Behçet's disease: an international cohort study of 110 patients. One-year follow-up data. Rheumatology. 2011; 50: 184-8.

8. Chang YS, Yang YH, Chiang BL. Neonatal Behçet's disease without maternal history. Clin Rheumatol. 2011; 30: 1641-5.

9. Ozen S, Petty RE. Behçet disease. En: Cassidy JT, Petty RE, Laxer R, Lindsley C, editores. Textbook of pediatric rheumatology. 6th ed. Philadelphia: Elselvier; 2011. p. 552-8.

10. Fam AG, Siminovitch KA, Carette S, From L. Neonatal Behçet's syndrome in an infant of a mother with the disease. Ann Rheum Dis. 1981; 40: 509-12.

11. Friling R, Kramer M, Snir Moshe, Axer-Siegel R, Weinberger D, Mukamel M. Clinical course and outcome of uveitis in children. J AAPOS. 2005; 9: 379-82.

12. Kramer M, Amer R, Mukamel M, Snir M, Jaouni T, Friling R. Uveitis in juvenile Behçet's disease: clinical course and visual outcome compared with adult patients. Eye. 2009; 23: 2034-41.

13. Citirik M, Berker N, Songur MS, Soykan E, Zilelioglu O. Ocular findings in childhood-onset Behçet disease. J AAPOS. 2009; 13: 391-5.

14. Karincaoglu Y, Borhn M, Toker SC, Akman A, Onder M, Gunasti S, *et al.* Demographic and clinical properties of juvenile-onset Behçet's disease: a controlled multicenter study. J Am Acad Dermatol. 2008; 58: 579-84.

15. Özen S. Pediatric onset Behçet disease. Curr Opin Rheumatol. 2010; 22: 585-9.

16. Eldem B, Onur C, Ozen S. Clinical features of pediatric Behçet's disease. J Pediatr Ophtalmol Strabismus. 1998; 35: 159-61.

17. Krupa B, Cimaz, R, Ozan S, Fischbach M, Cochat P, Koné-Paut I. Pediatric Behçet's disease and thromboses. J Rheumatol. 2011; 38: 387-90.

18. Kari JA, Shah V, Dillon MJ. Behçet's disease in UK children: clinical features and treatment including thalidomide. Rheumatology. 2001; 40: 933-8.

19. Hatemi G, Silman A, Bang D, Bodaghi B, Chamberlain AM, Gül A, *et al.* EULAR recommendations for the management of Behçet's disease: report of a task force of the European Standing Committee for International Clinical Studies Including Tharapeutics (ESCISIT). Ann Rheum Dis. 2008; 67: 1656-62.

20. Robinson AB, Gallentine WB, Rabinovich CE. Pediatric neuro-Behçet's disease responsive to adalimumab. Pediatric Neurology. 2010; 43: 291-3.

21. Atkinson M, Moore E, Altinok D, Acsadi G. Cerebral infarct in pediatric neuro-Behçet's disease. J Child Neurol. 2008; 23: 1331-5.

22. Cantarini L, Tinazzi I, Caramashi P, Bellisai F, Brogna A, Galeazzi M. Safety and efficacy of etanercept in children with juvenile-onset Behçet's disease. Int J Immunopathol Pharmacol. 2009; 22: 551-5.

23. Metreau-Vastel J, Mikaeloff Y, Tardieu M, Koné-Paut I, Tran TA. Neurological involvement in paediatric Behçet's disease. Neuropediatrics. 2010; 41: 228-34.

24. Lewis MA, Priestley BL. Transient neonatal Behçet's disease. Arch Dis Child. 1986; 61: 805-6.

25. Stark AC, Bhakta B, Chamberlain MA, Dear P, Taylor PV. Life-threatening transient neonatal Behçet's disease. Br J Rheumatol. 1997; 36: 700-2.

26. Marshall SE. Behçet's disease. Best Pract Res Clin Rheumatol. 2004; 18: 291-311.

27. Doria A, Iaccarino L, Ghirardello A, Briani C, Zampieri S, Tarricone E, *et al.* Pregnancy in rare autoinmune rheumatic diseases: UCTD, MCTD, myositis, systemic vasculitis and Beçhet disease. Lupus. 2004; 13: 690-5.

28. Guzelian G, Norton ME. Behçet's syndrome associated with intrauterine growth restriction: a case report and review of the literature. J Perinatol. 1997; 17: 318-20.
29. Novak EM, Werneck LC, Mora AH. Behçet's syndrome with neurologic involvement. Arq Neuropsiquiatr. 1977; 35: 146-50.
30. Plouvier B, Devulder B. Behçet's disease. Br Med J. 1979; i: 690.
31. Ferraro G, Lo Meo C, Moscarelli G, Assennato E. A case of pregnancy in a patient suffering from the Behçet syndrome: immunological aspects. Acta Eur Fertil. 1984; 15: 67-70.
32. Suchenwirth RM. Behçet's disease and the nervous system – a ten year follow-up with pregnancy. Fortschr Neurol Psychiatr. 1984; 52: 41-7.
33. Farrag OA, Al-Suleiman SA, Bella H, Al-Omari H. Behçet disease in pregnancy. Austr N Z J Obstet Gynaecol. 1987; 27: 161-3.
34. Casanova JM, González J, Muñoz M, Bravo JM, Ramos J. Behçet's disease and pregnancy. Med Cutan Ibero Lat Am. 1987; 15: 387-91.
35. Berman L, Trappler B, Jenkins T. Behçet's syndrome: a family study and the elucidation of genetic role. Ann Rheum Dis. 1979; 38: 118-21.
36. Chajek T, Fainaru M. Behçet's disease. Report of 41 cases and a review of the literature. Medicine (Balt). 1975; 54: 179-96.
37. Fam AG, Siminovitch KA, Carette S, From L. Neonatal Behçet's syndrome in an infant of a mother with the disease. Ann Rheum Dis. 1981; 40; 509-12.
38. Larsson LG, Baum J. Beçhet's syndrome in pregnancy and after the delivery. J Rheumatol. 1987; 14: 183.
39. Hurt WG, Cooke CL, Jordan WP, Bullock JP, Rodríguez GE. Behçet's syndrome associated with pregnancy. Obstet Gynecol. 1979; 53: 315.
40. Hamza M, Elleuch M, Zribi A. Behçet's disease and pregnancy. Ann Rheum Dis. 1988; 47: 350.
41. Madkour M, Kudwah A. Behçet's disease. Br Med J. 1978; 2: 1786.
42. Gul U. Pregnancy and Behçet's disease. Arch Dermatol. 2000; 136: 1063-4.
43. Bang D, Chun YS, Haam IB, Lee ES, Lee S. The influence of pregnancy on Behçet's disease. Yonsei Med J. 1997; 38: 437-43.
44. Uzun S, Alpsoy E, Durda M, Akman A. The clinical course of Behçet's disease in pregnancy. J Dermatol. 2003; 30: 499-502.
45. Marsal S, Falga C, Simeon CP, Vilardell M, Bosch JA. Behçet's disease and pregnancy relationship study. Br J Rheumatol. 1997; 36: 234-8.
46. Jadaon J, Shushan A, Ezra Y, Sela HY, Ozcan C, Rojansky N. Behçet's disease and pregnancy. Acta Obstet Gynecol Scand. 2005; 84: 939-44.
47. Temprano KK, Banklamudi R, Moore TL. Antirheumatic drugs in pregnacy and lactation. Sem Arthr Rheum. 2005; 35: 112-21.
48. Ostensen M, Khamashta M, Lockshin M, Parke A, Brucato A, Carp H, *et al.* Anti-inflammatory and inmmunosupressive drugs and reproduction. Arth Res Ther. 2006; 8: 1-19.
49. Ostensen M, Lockshin M, Doria A, Valesini G, Meroni P, Gordon C, *et al.* Update on safety during pregnancy of biological agents and some immunosuppressive anti-rheumatic drugs. Rheumatol. 2008; 47: iii28-iii31.
50. Harris EN. Antirheumatic drugs in pregnancy. Lupus. 2002; 11: 683-9.
51. Diav-Citrin O, Shechtman S, Schwartz V, Avgil-Tsadok M, Finkel-Pekarsky V, Wajnberg R, *et al.* Pregnancy outcome after in utero exposure to colchicine. Am J Obstet Gynecol. 2010; 203: 144.e1-6.
52. Horlocker TT, Bajwa ZH, Ashraf Z, Khan S, Wilson JL, Sami N, *et al.* Risk assessment of hemorrhagic complications associated with nonsteroidal antiinflammatory medications in ambulatory pain clinic patients undergoing epidural steroid injection. Anesth Analg. 2002; 95: 1691-7.

Capítulo 10

Perspectivas futuras en la enfermedad de Behçet

J.R. Larrañaga,[1] M. Rodríguez-Carballeira,[2] G. Espinosa[3]

[1] Servicio de Medicina Interna
Complejo Hospitalario Universitario Vigo (CHUVI)
Vigo (Pontevedra)

[2] Servicio de Medicina Interna
Hospital Universitari Mútua de Terrassa
Terrassa (Barcelona)

[3] Servicio de Enfermedades Autoinmunes
Hospital Clínic de Barcelona
Barcelona

Dirección para correspondencia
Dr. Gerard Espinosa Garriga
gespino@clinic.ub.es

Sinopsis

El conocimiento de los mecanismos etiopatogénicos de la enfermedad de Behçet es aún limitado. Los avances que en este sentido puedan producirse en el futuro serán muy importantes, pues con toda probabilidad permitirán identificar a los pacientes con formas más graves de la enfermedad, biomarcadores que ayuden al clínico ante un paciente con un supuesto brote de la misma, y en definitiva diseñar estrategias terapéuticas individualizadas y basadas en las características personales de cada paciente. En este capítulo se revisan algunos de los aspectos de la enfermedad para los que se prevén avances en un futuro inmediato.

Introducción

Desde las primeras descripciones modernas de la enfermedad de Behçet a cargo de Adamantiades[1] y Behçet,[2] se ha avanzado de manera importante en el conocimiento de sus mecanismos patogénicos. En el campo del tratamiento, la irrupción de los fármacos biológicos ha cambiado el pronóstico de algunas manifestaciones clínicas ligadas a una elevada morbilidad, como la afectación ocular.

Sin embargo, algunos aspectos constituyen aún hoy verdaderas incógnitas para los clínicos encargados del diagnóstico y del tratamiento de estos pacientes. Las perspectivas futuras en la enfermedad de Behçet pasan por dar respuesta a las numerosas incógnitas que tenemos en la actualidad sobre su etiopatogenia. El mejor conocimiento de los factores que intervienen en la aparición de esta enfermedad ayudará a definir qué posibles medidas podrían adoptarse de forma preventiva para evitar su desarrollo. En este sentido, la identificación de nuevas dianas terapéuticas a partir del conocimiento de nuevos mecanismos patogénicos es otro campo en el cual se debe avanzar en los próximos años. Definir qué subgrupos de pacientes requieren un tratamiento más intenso es esencial para disminuir la morbimortalidad derivada de la enfermedad de Behçet.

En este capítulo se intenta establecer en qué áreas es parcial el conocimiento y debería avanzarse para mejorar el cuidado de los pacientes. Algunas ya se han abordado en capítulos anteriores y no se incidirá de nuevo en ellas.

1   Aspectos etiopatogénicos

1.1   Genética

Los pacientes con enfermedad de Behçet presentan un espectro de manifestaciones clínicas muy heterogéneo. Si bien se han descrito unos criterios clasificatorios,[3] hay pacientes con formas parciales o incompletas de la enfermedad. Así, algunos pueden presentar formas monosintomáticas con la sola presencia de aftas orales o afectación ocular grave sugestivas, o bien combinaciones de manifestaciones no diagnósticas tales como aftosis o eritema nudoso y trombosis venosa o aneurismas arteriales. Otro aspecto importante es predecir o identificar qué pacientes acabarán por desarrollar una enfermedad de Behçet completa o de acuerdo a los anteriores criterios diagnósticos.

Es probable que la definición de los grupos con riesgo de desarrollar enfermedad de Behçet se base en aspectos genéticos y factores ambientales. Aunque hoy día la etiología de la enfermedad es desconocida, se asume que hay una respuesta inmunitaria alterada desencadenada por agentes externos, posiblemente infecciosos, en pacientes con una predisposición genética determinada. Identificar estos agentes y la base genética puede ser clave a la hora de explicar la heterogeneidad clínica, detectar aquellos pacientes con riesgo de manifestaciones más graves y predecir la respuesta a diferentes tipos de tratamiento.

Con respecto a la predisposición genética, es ampliamente conocida la relación de la enfermedad de Behçet con la presencia del antígeno leucocitario humano (HLA) B5 del complejo mayor de histocompatiblidad (CMH). En un reciente metaanálisis, el riesgo de desarrollar enfermedad en los portadores del HLA-B51/B5 fue del 5,78 % (intervalo de confianza del 95 % [IC 95 %]: 5,00-6,67), y este resultado se mantenía independientemente del origen étnico de los pacientes.[4] Aunque en las formas familiares de enfermedad de Behçet se ha descrito una mayor prevalencia del HLA-B51 y se ha asociado a formas de inicio en edades más tempranas, la realidad es que la prevalencia del HLA-B51 es muy variable y que otros alelos, como HLA-A2, HLA-B5102, HLA-B58 y HLA-B72, también se han relacionado con una mayor propensión a la enfermedad. Además, los alelos HLA-A23, HLA-A33, HLA-B18, HLA-B41 y HLA-B49 han mostrado ser, hasta cierto punto, un factor protector frente al desarrollo de enfermedad de Behçet.[5] Otros alelos, como HLA-A2 y HLA-B72, se han relacionado con una mayor predisposición en los hombres, y HLA-A68 y HLA-B58 en las mujeres, mientras que HLA-B51 predispone por igual a la enfermedad en ambos sexos. La presencia del HLA-B51 se ha relacionado con una mayor prevalencia de las manifestaciones mucocutáneas, mientras que el HLA-B72 se asocia a manifestaciones vasculíticas y el HLA-B58 a manifestaciones cutáneas.

Otro aspecto importante en relación con la genética de la enfermedad de Behçet es el papel que pueden desempeñar otros genes localizados en el CMH, alrededor del locus HLA-B, como el gen *MICA (MHC class I related gene)* y los genes del factor de necrosis tumoral (TNF).[6] El gen que codifica el TNF se localiza en el CMH en una región cercana adyacente al HLA-B.

En este sentido, un polimorfismo de la región promotora del TNF, *TNF-1031C,* se ha propuesto como un factor de susceptibilidad independiente para la enfermedad de Behçet.[7] De hecho, un metaanálisis que incluyó diez estudios mostró una asociación significativa con la enfermedad de Behçet para los polimorfismos *-1031C* (con una *odds ratio* [OR] de 1,35 y un IC 95 % de 1,09-1,68), *-238A* (OR = 1,51; IC 95 %: 1,12-2,04) y *-857T* (OR = 0,76; IC 95 %: 0,58-0,98). Por el contrario, no se hallaron diferencias significativas para los polimorfismos *-308A* y *-863A*.[8]

Quedan por analizar algunas cuestiones que pueden ser clave en el futuro, como la funcionalidad de este polimorfismo del TNF y su papel en el desarrollo de la enfermedad. Dicho en otras palabras, falta clarificar cuál es su influencia en la patogénesis de la enfermedad, saber si puede desencadenar diferentes subtipos de enfermedad de Behçet o si podría explicar la respuesta de los pacientes a los fármacos anti-TNF.

En una reciente revisión sistemática, los autores confirmaron que el principal componente de la susceptibilidad genética a la enfermedad de Behçet se encuentra en la región del CMH y se relaciona con el HLA-B*51 (HLA-B*5101/B*510101). Además, otros genes, como HLA-A*26, HLA-B*15, HLA-B*5701, y el propio *-1031C* del TNF, también se asociaron de forma independiente con la enfermedad de Behçet.[9]

Otros genes localizados fuera del CMH también se han implicado en una mayor susceptibilidad a la enfermedad, como los de la interleucina (IL) 1, el factor V de la coagulación, la molécula de adhesión intercelular-1 o la sintetasa del óxido nítrico.[10]

1.2   Respuesta inmunitaria

Además de la alteración genética en el HLA, en la mayoría de los pacientes se han detectado una serie de alteraciones en la respuesta inmunitaria, como hiperreactividad de los neutrófilos, lo que se traduce en un incremento de la quimiotaxis, la fagocitosis, la producción de radicales libres y la expresión de mieloperoxidasa.[11] Por otra parte, se observa un aumento de las concentraciones plasmáticas de diversas citocinas, como IL-1, IL-4, IL-6, IL-8, IL-10, IL-13, IL-18 y TNF-α.[12] El incremento específico de IL-12 a partir de las células presentadoras de antígeno se ha relacionado con la diferenciación de los linfocitos a Th-1.[13] Otro aspecto importante es la elevación del número de linfocitos T $\gamma\delta$, que además presentan un fenotipo activado y producen citocinas proinflamatorias, como interferón gamma (IFN-γ), TNF-α e IL-8.[14]

Aunque el conocimiento de todas estas alteraciones en la respuesta inmunitaria es limitado, se ha propuesto un mimetismo en el reconocimiento de las células presentadoras de antígeno frente a moléculas (péptidos) de determinados microorganismos (micobacterias, estreptococos, virus) y péptidos humanos.[15] En este sentido, la proteína de choque térmico (HSP, *heat shock protein)* 65 obtenida de micobacterias tiene una gran similitud con la HSP 60 humana, y esta correlación daría lugar a la respuesta inmunitaria.[16,17]

Por otra parte, también habría una mayor producción de anticuerpos que, aunque no es una constante específica de la enfermedad de Behçet, algunos de ellos, como los dirigidos contra la alfa-enolasa[18] y la alfa-tropomiosina,[19] se han implicado en la patogénesis de la enfermedad.[20]

En resumen, estas anomalías en la respuesta inmunitaria, que suponen el reconocimiento de ciertos péptidos a través de un mecanismo de reacción cruzada o mimetismo molecular y producción de anticuerpos, suponen nuevas perspectivas hacia donde dirigir la atención terapéutica.

1.3   Factores ambientales

Entre las nuevas perspectivas de la enfermedad de Behçet que en un futuro próximo pueden ser importantes se encuentra el análisis de los factores desencadenantes de la enfermedad. Tal como se ha apuntado en el apartado anterior, la teoría más aceptada es que factores ambientales, con probabilidad de tipo infeccioso, producirían una respuesta inmunitaria anómala en individuos predispuestos desde el punto de vista genético. Además, es probable que intervengan en la diferente expresión clínica de la enfermedad.

La característica distribución geográfica y étnica de esta enfermedad vendría condicionada en su origen por factores genéticos, pero numerosos estudios aportan datos que van a favor de la influencia de los factores ambientales. Destacan los efectuados sobre población inmigrante. Se ha podido constatar que la enfermedad es hasta cinco veces menos frecuente entre individuos turcos emigrados a Alemania que entre los que siguen viviendo en Turquía, aunque superan a los alemanes nativos.[21] Lo mismo se ha demostrado con los individuos japoneses emigrados a Estados Unidos y Hawai.[22] Sin embargo, también se ha constatado que la prevalencia en los lugares de origen también puede ser heterogénea, lo que es especialmente evidente en zonas de alta prevalencia como es el caso de Turquía,[23-26] dato que también es considerado por algunos autores como muestra de la influencia de los factores ambientales. Igualmente se ha sugerido que la influencia de factores ambientales es la causa de la diferente prevalencia entre gemelos homocigotos.[27]

Esta influencia de los factores ambientales no sólo se reflejaría en las variaciones de la prevalencia de la enfermedad sino que, como ya se ha comentado, también podría explicar la heterogeneidad de su expresión clínica. Éste es el argumento con que se explican en un estudio reciente sobre la enfermedad de Behçet en Corea las significativas diferencias halladas en la gravedad clínica de esta enfermedad entre los pacientes del este y del oeste del país.[28] Del mismo modo, los factores ambientales también podrían explicar el hecho de que la enfermedad se manifieste de forma más leve entre los pacientes que no son oriundos de zonas consideradas endémicas.[29,30]

Otro aspecto a considerar de cara al futuro es el posible cambio de espectro clínico de la enfermedad de Behçet que se sugiere en algunos trabajos. En uno de ellos se ha descrito un posible declive en su incidencia y un cambio en su espectro clínico en Japón, de manera que se aprecia una tendencia hacia una menor gravedad de las lesiones mucocutáneas y una mayor prevalencia de artritis y afectación gastrointestinal y vascular.[31] La observación de este cambio es significativa, ya que la población japonesa es homogénea, genéticamente predispuesta y con poca inmigración. Otros autores han recurrido a la influencia de los factores ambientales para explicar este cambio en la prevalencia de algunas manifestaciones clínicas, y en concreto lo atribuyen a una mayor higiene y por consiguiente a un menor número de infecciones orales.[32] De nuevo queda clara la necesidad de establecer este punto como un nuevo reto de futuro en el campo de la epidemiología de la enfermedad de Behçet para poder corroborar esta tendencia en otras poblaciones.

Conocer en profundidad el protagonismo del entorno en la diferente expresión clínica de la enfermedad de Behçet es de vital importancia. Es por ello que se necesitan estudios epidemiológicos controlados que lo evidencien y ayuden a entender mejor la influencia de los factores ambientales en la aparición, la expresión y la recidiva de la enfermedad de Behçet. Este conocimiento podría ayudar a predecir las formas más graves de la enfermedad y a buscar nuevas alternativas terapéuticas.[33]

La causa ambiental que con mayor probabilidad puede influir son las infecciones. En este sentido, numerosos patógenos se han propuesto como verdaderos «gatillos» desencadenantes de la enfermedad de Behçet.[34] En general se han implicado agentes virales, como el virus herpes, el virus de la hepatitis y el parvovirus B19, aunque también algunas bacterias como *Borrelia,* micobacterias, *Helicobacter pylori,* varios antígenos estreptocócicos y *Saccharomyces cerevisiae.*[6] La causalidad es difícil de establecer, pero es de esperar que, en un futuro próximo, estudios en este terreno enriquezcan de forma significativa el banco de conocimiento en torno a esta enfermedad, abriendo a la vez nuevas perspectivas para combatirla.

Unos de los agentes bacterianos más estudiados son los estreptococos de la cavidad oral. Los estudios en pacientes con enfermedad de Behçet han demostrado que ciertos factores extrínsecos pueden desencadenar brotes de la enfermedad, como una higiene oral deficiente, la periodontitis, la pérdida de piezas dentarias en mal estado, la tonsilitis crónica o la presencia de placa bacteriana dentaria. Todos ellos suponen un incremento de bacterias en la cavidad oral. Entre éstas se han implicado *Streptococcus sanguinis* y *Streptococcus mitis.*[35] Algunos autores han propuesto la realización de la prueba de patergia con la propia saliva del paciente *(salivary prick: S-prick)* como más específica que la prueba de patergia clásica. Así, la inyección de la saliva del propio paciente ha producido una reacción positiva (similar a una reacción de hipersensibilidad retardada) en el 70 % de los casos, fenómeno que no ocurría cuando se esterilizaba la saliva antes de inyectarla en el antebrazo.[36] Además, la biopsia de la reacción cutánea a esta peculiar prueba demostró la presencia de edema en la capa superior de la dermis y un infiltrado inflamatorio formado por células mononucleadas alrededor y en la propia pared de los vasos. El infiltrado mononuclear estaba constituido por células CD3+/CD4+ CD68+ CD8+. Este resultado histológico es igual al descrito en la prueba de patergia convencional y en las lesiones cutáneas tipo eritema nudoso que presentan estos pacientes.

Todas estas evidencias acerca del papel de los estreptococos de la cavidad oral han sugerido el empleo de ciertos fármacos, como penicilina y minociclina, en el tratamiento de los pacientes con enfermedad de Behçet, en especial de la minociclina, que no sólo reduce el crecimiento de los estreptococos sino también la producción de citocinas por parte de los linfocitos T. Hasta el momento se han realizado dos estudios aleatorizados y controlados con penicilina benzatina.[37,38] En el primero de ellos,[37] los pacientes recibieron 1,2 MU cada tres semanas del antibiótico y al finalizar los dos años de seguimiento se constató un efecto moderado en la prevención de las manifestaciones articulares. En el otro estudio,[38] los pacientes tratados mostraron un efecto modesto en cuanto a la mejoría de las lesiones mucocutáneas. Cabe decir que en los dos estudios el diseño fue el mismo y todos los pacientes recibieron colchicina. Por último, sólo se ha llevado a cabo un estudio aleatorizado y controlado con aciclovir que no mostró ningún beneficio.[39]

En todo caso, y de cara al futuro, debería aclararse qué pacientes podrían beneficiarse del control de los estreptococos en la cavidad oral y qué manifestaciones clínicas se controlarían con esta medida. Algunos autores han obtenido resultados preliminares esperanzadores empleando una estrategia terapéutica basada en la inmunotolerancia frente a péptidos de HSP-65/60.[40]

Otro patógeno que recientemente se ha involucrado en la patogenia de la enfermedad de Behçet es *H. pylori*. Al menos un estudio ha relacionado el éxito de su erradicación con una mejoría de las manifestaciones orales, genitales, cutáneas y de las artralgias en pacientes con enfermedad de Behçet.[41]

1.4 Coagulopatía

La enfermedad de Behçet es la vasculitis con mayor tendencia protrombótica. De forma característica, cualquier lecho vascular puede afectarse, si bien es más frecuente la alteración venosa en forma de trombosis que la arterial como aneurismas.

Es probable que la lesión endotelial sea la causa de este tipo de manifestación clínica. De hecho, se ha demostrado un infiltrado inflamatorio compuesto de forma predominante por neutrófilos que se localizan alrededor del vaso.[42] Otro aspecto típico de la enfermedad es la gran adherencia de los trombos, que explicaría la baja prevalencia de fenómenos embólicos en estos pacientes.

A pesar de que algunos estudios han relacionado la presencia de factores de trombofilia con el desarrollo de trombosis venosas,[43] estos resultados no se han podido corroborar.[44,45] Actualmente se asume que esta tendencia trombótica que presentan los pacientes con enfermedad de Behçet no puede explicarse sólo por la coexistencia de tales factores.[46]

Por tanto, en un futuro habrá que explorar los mecanismos patogénicos por los que algunos pacientes desarrollan estas manifestaciones vasculares. Uno de los puntos en que puede haber avances es en el campo de las micropartículas y su potencial trombótico, así como en el de los progenitores de células endoteliales.[47] Todo ello cobra especial importancia si se tiene en cuenta que este tipo de clínica vascular va ligada a unas mayores morbilidad y mortalidad en la enfermedad de Behçet.[48]

En resumen, todos estos aspectos referidos a la genética, las respuestas inmunitarias innata y adquirida, los factores desencadenantes y la coagulopatía, en un futuro inmediato pueden cambiar el enfoque y el tratamiento de la enfermedad de Behçet, una vez mejore el conocimiento de su papel en el desarrollo de ésta. Como ocurre en otras enfermedades, es probable que la estrategia terapéutica se base en medidas sociales, sanitarias y dietéticas, así como en el empleo racional de fármacos que identifiquen dianas en el sistema de reconocimiento celular, modulando citocinas, receptores linfocitarios, aumentando la tolerancia ante determinados antígenos y reconociendo de forma precoz subtipos de pacientes con una probable evolución agresiva.

2   Epidemiología

Clásicamente se ha reconocido que la enfermedad de Behçet tiene una prevalencia que se distribuye de forma preferente por el Mediterráneo hasta Oriente siguiendo la antigua ruta de la seda, y que su diagnóstico se basa en unos criterios comunes aplicables en todo el mundo.[3] Sin embargo, los datos más recientes aportados por estudios epidemiológicos plantean variantes y cuestiones sobre ambos principios, dejando patente la necesidad de profundizar en este campo a fin de conocer mejor la enfermedad, lo que redundaría en una disminución de su infradiagnóstico. Como se ha comentado en el apartado anterior, en la práctica clínica diaria se ven pacientes con formas incompletas de la enfermedad que pueden no recibir el diagnóstico de sospecha ni, por tanto, un tratamiento adecuado, lo que puede dar lugar a un empeoramiento de su pronóstico funcional y un aumento de la morbilidad.

Yazici *et al.*,[49] en un reciente editorial, hacen una interesante reflexión sobre la epidemiología de la enfermedad de Behçet. Estos autores ponen de manifiesto el estrecho vínculo que se establece entre la epidemiología y la capacidad de diagnóstico de una enfermedad, de forma que, en general, cuanto más prevalente es mejor se conoce y más se diagnostica. Para respaldar esta aseveración remiten a dos estudios que analizaron la prevalencia de la enfermedad de Behçet[50] y de otras vasculitis[51] en una población de un suburbio de París, de origen diverso (países africanos y asiáticos). Los estudios se realizaron con un diseño de captura-recaptura, más común en veterinaria que en estudios en humanos, ya que en éstos es difícil cumplir las tres condiciones que exige: comunidad cerrada, muestra representativa de la población de origen e independencia entre las muestras. Por ello, cuando se aplica este diseño a humanos hay que considerar una infraestimación de la prevalencia, que se estima en torno al 20 %. Los autores llevan a cabo los dos estudios mencionados aplicando este diseño sobre una misma población, de manera que son comparables, y se evidencia que la enfermedad de Behçet es más prevalente que las otras vasculitis sistémicas. A pesar de este hecho, puede considerarse a la enfermedad de Behçet como una enfermedad más huérfana que las otras vasculitis, no sólo porque cumple los criterios que para ello se exigen en Europa (menos de un caso por cada 2.000 habitantes), sino porque es más desconocida para los profesionales de la medicina, lo que está en relación con el menor espacio que se dedica a ella en la literatura médica de referencia en comparación con las demás vasculitis.

Estos trabajos incitan a concluir que en Europa occidental la enfermedad de Behçet es más frecuente de lo que parece, y que probablemente está muy infradiagnosticada. Para mejorar este aspecto, como subrayan Yazici *et al.*,[49] es importante aplicar criterios diagnósticos o de clasificación que permitan su sospecha y detección. Unos y otros son útiles, pero su valor depende de la probabilidad pretest, y ésta, a su vez, de que los criterios se adapten a la población a la cual se aplican. Por tanto, los criterios utilizados deberían ser específicos para cada área geográfica, basándose en estudios epidemiológicos diseñados para estudiar la prevalencia de las formas clínicas predominantes en cada zona.

La importancia de adaptar los criterios diagnósticos a cada área se hace evidente en los estudios que detectan diferencias regionales significativas en cuanto a la frecuencia de las principales manifestaciones clínicas de la enfermedad de Behçet. Los síntomas que configuran la primera manifestación de la enfermedad, la combinación de éstos en un mismo paciente y la cronología que siguen a lo largo de la evolución de la enfermedad son muy variables, de manera que la heterogeneidad clínica es una de las características fundamentales de la enfermedad de Behçet. Algunos pacientes sólo muestran afectación mucocutánea mientras otros presentan trastornos oculares que desembocan en ceguera, y otros, con mucha menor frecuencia, presentan afectación del sistema nervioso central, del territorio vascular o gastrointestinal, que pueden llegar a poner en peligro la vida o dejar secuelas graves. En otras palabras, hay subgrupos de pacientes en función de las manifestaciones clínicas de la enfermedad, y uno de los elementos que los condicionan son los factores regionales o étnicos. En este sentido, la afectación gastrointestinal es muy frecuente en los pacientes del Lejano Oriente, pero no en los pacientes de origen turco, y la prueba de patergia positiva es más frecuente en los pacientes de origen mediterráneo, turcos y japoneses que en los del norte de Europa y los de Estados Unidos.[10]

Por tanto, como reto de futuro en la enfermedad de Behçet hay que plantearse profundizar en el conocimiento de la epidemiología geográfica para poder desarrollar criterios más específicos que conduzcan a una disminución de los casos no diagnosticados. Esto, a su vez, llevará a un mejor conocimiento de la prevalencia real de la enfermedad.

Bibliografía

1. Adamantiades B. A case of relapsing iritis with hypopyon. Archia Iatrikis Etairias (Proceedings of the Medical Society of Athens); 1930: 586-93.
2. Behçet H. Über rezidivierende, aphthöse, durch ein virus verursachte geschwüre am mund, am auge und an den genitalien. Dermatol Wochenschr. 1937; 105: 1152-7.
3. International Study Group for Behçet's Disease. Criteria for diagnosis of Behçet's disease. Lancet. 1990; 335: 1078-80.
4. De Menthon M, Lavalley MP, Maldini C, Guillevin L, Mahr A. HLA-B51/B5 and the risk of Behçet's disease: a systematic review and meta-analysis of case-control genetic association studies. Arthritis Care Res. 2009; 61: 1287-96.
5. Mendoza-Pinto C, García-Carrasco M, Jiménez-Hernández M, Jiménez Hernández C, Riebeling-Navarro C, Nava Zavala A, *et al.* Etiopathogenesis of Behçet's disease. Autoimmun Rev. 2010; 9: 241-5.
6. Marshall S. Behçet's disease. Best Pract Res Clin Rheumatol. 2004; 18: 291-311.
7. Ahmad T, Wallace GR, James T, Neville M, Bunce M, Mulcahy-Hawes K, *et al.* Mapping the HLA association in Behçet's disease: a role for tumor necrosis factor polymorphisms? Arthritis Rheum. 2003; 48: 807-13.
8. Touma Z, Farra C, Hamdan A, Shamseddeen W, Uthman I, Hourani H, *et al.* TNF polymorphisms in patients with Behçet disease: a meta-analysis. Arch Med Res. 2010; 41: 142-6.
9. Piga M, Mathieu A. Genetic susceptibility to Behçet's disease: role of genes belonging to the MHC region. Rheumatology (Oxford). 2011; 50: 299-310.
10. Mendes D, Correia M, Barbedo M, Vaio T, Mota M, Gonçalves O, *et al.* Behçet's disease – a contemporary review. J Autoimmun. 2009; 32: 178-88.
11. Yazici C, Kose K, Calis M, Demlr M, Kirnap M, Ates F. Increased advanced oxidation protein products in Behçet's disease: a new activity marker? Br J Dermatol. 2004; 151: 105-11.
12. Hamzaoui K, Hamzaoui A, Guemira F, Bessioud M, Hamza M, Ayed K. Cytokine profile in Behçet's disease, relationship with disease activity. Scand J Rheumatol. 2002; 31: 205-10.
13. Pay S, Simsek I, Erdem H, Dinç A. Immunopathogenesis of Behçet's disease with special emphasize to the possible role of antigen presenting cells. Rheumatol Int. 2007; 27: 417-24.
14. Kapsimali VD, Kanakis MA, Vaiopoulos GA, Kaklamanis PG. Etiopathogenesis of

Behçet's disease with emphasis on the role of immunological aberrations. Clin Rheumatol. 2010; 29: 1211-6.

15. Zierhut M, Mizuki N, Ohno S, Inoko H, Gul A, Onoe K, *et al*. Immunology and functional genomics of Behçet's disease. Cell Mol Life Sci. 2003; 60: 1903-22.

16. Ergun T, Ince Ü, Eksioglu-Demiralp E, Direskeneli H, Gürbüz O, Gürses L, *et al*. HSP 60 expression in mucocutaneous lesions of Behçet's disease. J Am Acad Dermatol. 2001; 45: 904-9.

17. Deniz E, Guc U, Buyukbabani N, Gul A. HSP 60 expression in recurrent oral ulcerations of Behçet's disease. Oral Surg Oral Med Oral Pathol Oral Radiol Endod. 2010; 110: 196-200.

18. Shin SJ, Kim BC, Kim TI, Lee SK, Lee KH, Kim WH. Anti-alpha-enolase antibody as a serologic marker and its correlation with disease severity in intestinal Behçet's disease. Dig Dis Sci. 2011; 56: 812-8.

19. Mahesh SP, Li Z, Buggage R, Mor F, Cohen IR, Chew EY, *et al*. Alpha tropomyosin as a self-antigen in patients with Behçet's disease. Clin Exp Immunol. 2005; 140: 368-75.

20. Keogan MT. Clinical immunology review series: an approach to the patient with recurrent orogenital ulceration, including Behçet's syndrome. Clinical Exp Immunol. 2009; 156: 1-11.

21. Kötter I, Vonthein R, Müller CA, Günaydin I, Zierhut M, Stübiger N. Behçet's disease in patients of German and Turkish origin living in Germany: a comparative analysis. J Rheumatol. 2004; 31: 133-9.

22. Hirohata T, Kuratsune M, Nomura A, Jimi S. Prevalence of Behçet's syndrome in Hawaii: with particular reference to the comparison of the Japanese in Hawaii and Japan. Hawaii Med J. 1975; 34: 244-6.

23. Azizlerli G, Kose AA, Sarica R, Gül A, Tutkun IT, Kulaç M, *et al*. Prevalence of Behçet's disease in Istanbul, Turkey. Int J Dermatol. 2003; 42: 803-6.

24. Cakir N, Dervis E, Venian O, Pamuk ON, Sonmezates N, Rahimoglu R, *et al*. Prevalence of Behçet's disease in rural western Turkey: a preliminary report. Clin Exp Rheumatol. 2004; 22(Suppl 34): S53-5.

25. Demirhindi O, Yazici H, Binyildiz P, Dayioglu N, Tüzün Y, Altaç M, *et al*. The prevalence of Behçet's disease in Fener village (Silivri, Istanbul) and its surroundings. Cerrahpasa Tip Fak Derg. 1981; 12: 509-14.

26. Zouboulis CC, Kotter I, Djawari D, Kirch W, Kohl PK, Ochsendorf FR, *et al*. Epidemiological features of Adamantiades-Behçet's disease in Germany and in Europe. Yonsei Med J. 1997; 38: 411-22.

27. Gul A, Inanc M, Ocal L, Aral O, Carin M, Koniçe M. HLA-B51 negative monozygotic twins discordant for Behçet's disease. Br J Rheumatol. 1997; 36: 922-3.

28. Choe JY, Chung WT, Lee SW, Lee SS, Choi CB, Park SH, *et al*. Regional distinction for the clinical severity of Behçet's disease in Korea: four university-based medical centers study. Clin Exp Rheumatol. 2010; 28(4 Suppl 60): S20-6.

29. Yazici Y, Moses N. Clinical manifestations and ethnic background of patients with Behçet's syndrome in a US cohort [abstract]. Arthritis Rheum. 2007; 56(Suppl 9): S502.

30. Salvarani C, Pipitone N, Catanoso MG, Cimino L, Tumiati B, Macchioni P, *et al*. Epidemiology and clinical course of Behçet's disease in the Reggio Emilia area of northern Italy: a seventeen year population-based study. Arthritis Rheum. 2007; 57: 171-8.

31. Ideguchi H, Suda A, Takeno M, Ueda A, Ohno S, Ishigatsubo Y. Behçet disease: evolution of clinical manifestations. Medicine (Balt). 2011; 90: 125-32.

32. Direskeneli H, Mumcu G. A possible decline in the incidence and severity of Behçet's disease: implications for an infectious etiology and oral health. Clin Exp Rheumatol. 2010; 28(4 Suppl 60): S86-90.

33. Yazici Y, Yurdakul S, Yazici H. Behçet's syndrome. Curr Rheumatol Rep. 2010; 12: 429-35.

34. Mumcu G, Inanc N, Yavuz S, Direskeneli H. The role of infectious agents in the pathogenesis, clinical manifestations and treatment strategies in Behçet's disease. Clin Exp Rheumatol. 2007; (4 Suppl 45): s27-31.

35. Kaneko F, Togashi A, Saito S, Sakuma H, Oyama N, Nakamura K, *et al.* Behçet's disease (Adamantiades-Behçet's disease). Clin Dev Immunol. 2011; 2011: 681956. Epub 2010 Nov 1.

36. Kaneko F, Saito S, Togashi A, Oyama N, Nakamura K. Prick test with self-saliva as an auxiliary diagnostic measure in Behçet's disease. Japan J Dermatol. 2010; 120: 1901-5.

37. Calguneri M, Kiraz S, Ertenli I, Benekli M, Karaarslan Y, Celik I. The effect of prophylactic penicillin treatment on the course of arthritis episodes in patients with Behçet's disease. A randomized clinical trial. Arthritis Rheum. 1996; 39: 2062-5.

38. Calguneri M, Ertenli I, Kiraz S, Erman M, Celik I. Effect of prophylactic benzathine penicillin on mucocutaneous symptoms of Behçet's disease. Dermatology. 1996; 192: 125-8.

39. Davies UM, Palmer RG, Denman AM. Treatment with acyclovir does not affect orogenital ulcers in Behçet's syndrome: a randomized double-blind trial. Br J Rheumatol. 1988; 27: 300-2.

40. Stanford M, Whittall T, Bergmeier LA, Lindblad M, Lundin S, Shinnick T, *et al.* Oral tolerization with peptide 336-351 linked to cholera toxin B subunit in preventing relapses of uveitis in Behçet's disease. Clin Exp Immunol. 2004; 137: 201-8.

41. Apan TZ, Gürsel R, Dolgun A. Increased seropositivity of Helicobacter pylori cytotoxin-associated gene-A in Behçet's disease. Clin Rheumatol. 2007; 26: 885-9.

42. Melikoglu M, Kural-Seyahi E, Tascilar K, Yazici H. The unique features of vasculitis in Behçet's syndrome. Clin Rev Allergy Immunol. 2008; 35: 40-6.

43. Caramaschi P, Poli G, Bonora A, Volpe A, Tinazzi I, Pieropan S, *et al.* A study on thrombophilic factors in Italian Behçet's patients. Joint Bone Spine. 2010; 77: 330-4.

44. Espinosa G, Font J, Tàssies D, Vidaller A, Deulofeu R, López-Soto A, *et al.* Vascular involvement in Behçet's disease: relation with thrombophilic factors, coagulation activation, and thrombomodulin. Am J Med. 2002; 112: 37-43.

45. Silingardi M, Salvarani C, Boiardi L, Accardo P, Iorio A, Olivieri I, *et al.* Factor V Leiden and prothrombin gene G20210A mutations in Italian patients with Behçet's disease and deep vein thrombosis. Arthritis Rheum. 2004; 51: 177-83.

46. Leiba M, Seligsohn U, Sidi Y, Harats D, Sela BA, Griffin JH, *et al.* Thrombophilic factors are not the leading cause of thrombosis in Behçet's disease. Ann Rheum Dis. 2004; 63: 1445-9.

47. Fadini GP, Tognon S, Rodriguez L, Boscaro E, Baesso I, Avogaro A, *et al.* Low levels of endothelial progenitor cells correlate with disease duration and activity in patients with Behçet's disease. Clin Exp Rheumatol. 2009.27: 814-21.

48. Saadoun D, Wechsler B, Desseaux K, Le Thi Huong D, Amoura Z, Resche-Rigon M, *et al.* Mortality in Behçet's disease. Arthritis Rheum. 2010; 62: 2806-12.

49. Yazici H, Seyahi E, Yurdaku S. Behçet's syndrome is not so rare: why do we need to know? Arthritis Rheum. 2008; 58: 3640-3.

50. Mahr A, Belarbi L, Wechsler B, Jeanneret D, Dhote R, Fain O, *et al.* Population-based prevalence study of Behçet's disease: differences by ethnic origin and low variation by age at immigration. Arthritis Rheum. 2008; 58: 3951-9.

51. Mahr A, Guillevin L, Poissonnet M, Ayme S. Prevalences of polyarteritis nodosa, microscopic polyangiitis, Wegener's granulomatosis, and Churg-Strauss syndrome in a French urban multiethnic population in 2000: a capture-recapture estimate. Arthritis Rheum. 2004; 51: 92-9.

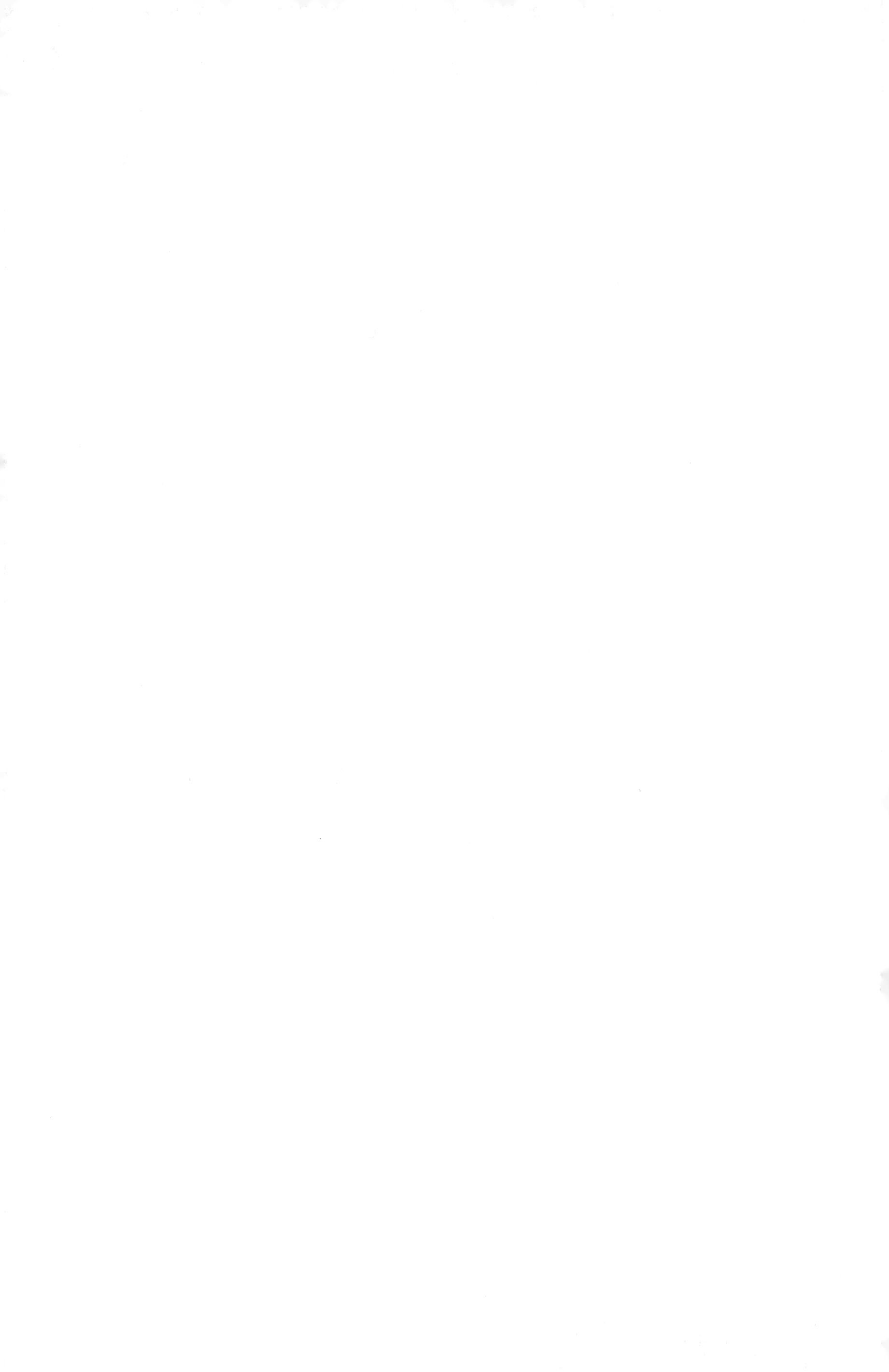